Dr A.-I. THÉODOROFF

EXTRACTION

DES

CORPS ÉTRANGERS MÉTALLIQUES

(Éclats de fer ou d'acier)

DU GLOBE DE L'ŒIL PAR L'ÉLECTRO-AIMANT

LYON
A. STORCK & Cie, ÉDITEURS
8, rue de la Méditerranée
1900

Dr A.-I. THÉODOROFF

EXTRACTION
DES
CORPS ÉTRANGERS
MÉTALLIQUES
(Éclats de fer ou d'acier)

DU GLOBE DE L'ŒIL PAR L'ÉLECTRO-AIMANT

LYON
A. STORCK & Cie, ÉDITEURS
8, rue de la Méditerranée
1900

AVANT-PROPOS

La France! voilà un mot qui depuis l'époque lointaine de nos premières études scolaires nous inspirait un respect, une admiration, presque une adoration pour le grand peuple qui peut avoir un légitime orgueil d'être dans ses frontières. Depuis des siècles la pensée française guide l'humanité vers le progrès. Elle fut le soleil dont les rayons bienfaisants chassaient les ténèbres de l'ignorance et de l'esclavage. Mais ce n'est pas à nous de faire son éloge — l'histoire est là.

Ainsi nous sommes heureux d'avoir eu le privilège de voir de près ce grand peuple, de vivre de sa vie et de profiter de ses leçons pour élargir l'horizon de nos connaissances et compléter notre éducation.

En quittant ce beau pays, dont nous emportons un souvenir ineffaçable, nous le remercions à haute voix de sa généreuse hospitalité.

C'est à M. le professeur Gayet, dont nous avons eu l'honneur de suivre les savantes et agréables leçons, que nous devons l'idée de notre thèse. Il en accepte aujourd'hui la présidence. Qu'il nous permette de lui dire combien nous ressentons l'honneur qu'il nous fait et qu'il veuille bien recevoir l'assurance de notre vive reconnaissance.

Nous remercions aussi M. le Dr Aurand, chef des travaux à la clinique ophtalmologique de Lyon, de la bienveillance avec laquelle il nous a toujours accueilli et des conseils qu'il nous a prodigués pour mener notre thèse à bonne fin.

Nous nous faisons un plaisir d'adresser ici toute notre reconnaissance à tous nos maîtres de la Faculté de Lyon et des Hôpitaux qui ont contribué à faire notre éducation médicale.

INTRODUCTION

Personne n'ignore la grande importance de la vue dans la vie de relation. Un être privé de sa vue n'est qu'un triste fantôme de la vie, privé des plus grandes jouissances que la nature nous offre et le plus souvent un lugubre parasite de la société. Sauver les yeux menacés est donc une des plus sérieuses tâches de la chirurgie.

Parmi les nombreuses causes de perte de la vue, la pénétration des corps étrangers dans l'œil tient une place importante. Parmi ceux-ci les corps métalliques sont loin d'être rares. Les serruriers, les forgerons, les mécaniciens, les tailleurs de pierre, les ouvriers des usines de différents produits métalliques, et en général tous ceux qui manient le fer ou l'acier, nous en fournissent, malheureusement, trop souvent la preuve.

La pénétration et le séjour des corps étrangers dans l'œil ont des conséquences graves pour l'œil blessé et souvent pour l'autre, par l'ophtalmie sympathique ; une prompte extraction est tout indiquée. Pour les corps étrangers métalliques, l'électro-aimant, surtout celui de Haab, a conquis la suprématie sur tous les moyens d'extraction, ce que nous démontrons dans ce travail.

Nous sommes fermement convaincu de sa supériorité, car nous avons réuni des données irréfutables, et nous avons vu nous-même maintes fois appliquer le gros électro-aimant de Haab par M. le professeur Gayet et M. le Dr Aurand, dans le service d'ophtalmologie à l'Hôtel-Dieu de Lyon.

Nous avons divisé notre travail en six chapitres :

I. — Le premier chapitre est consacré à l'historique de la méthode.

II. — Dans le second nous décrivons les instruments.

III. — Dans le troisième nous nous occupons du diagnostic et de la localisation.

IV. — Dans le quatrième nous décrivons le manuel opératoire.

V. — Le cinquième est consacré aux indications et contre-indications.

VI. — Dans le sixième nous décrivons l'extraction des corps étrangers métalliques de différentes parties du globe de l'œil :

1° Des voies lacrymales, de la conjonctive et de la sclérotique ;

2° De la cornée ;

3° De la chambre antérieure ;

4° De l'iris ;

5° De la région ciliaire ;

6° Du cristallin ;

7° Du corps vitré ;

8° De la rétine et de la choroïde.

CHAPITRE PREMIER

HISTORIQUE

L'emploi de l'aimant dans la thérapeutique date de la plus haute antiquité. Les anciens mages, les Chaldéens, les Égyptiens et les Hébreux lui attribuaient un grand rôle dans leur thérapeutique (1). En applications ou dans des amulettes prophylactiques il faisait, paraît-il, des miracles dans leurs superstitions. Chez les brahmanes l'emploi chirurgical de la pierre d'aimant date de deux mille ans environ. Ainsi dans leur *Ayur Veda des Sucruta* l'aimant est classé comme le quatorzième des quinze moyens vantés pour l'extraction des épines et des dards (2). Son emploi à l'intérieur, comme purgatif, fut vanté par les Hébreux et par Galien. Pline le naturaliste, Rueus et Zwinger (3) l'emploient dans la thérapeutique oculaire. Puis vient la vogue des emplâtres faits avec la pierre d'aimant pulvérisée, dont on se servait presque pour toutes les maladies.

(1) PANSIER. — *Électrothérapie oculaire*, 1896.

(2) HIRSCHBERG. — *Archiv für Ophtalmologie*, 1890, vol. XXXVI.

(3) Voir l'index bibliographique.

Ce n'est qu'au XVIIe siècle que commence l'emploi sérieux et utile de l'aimant pour l'extraction des corps étrangers métalliques de l'œil. C'est Guillaume Fabry de Hilden qui le premier, en 1646, extrait un petit éclat de fer des couches superficielles de la cornée avec la pierre d'aimant. Cette heureuse idée lui fut donnée par sa femme. Plus tard Kerkringius emploie ce moyen, l'ayant appris, paraît-il, d'un charlatan. Stokerus parle de ce moyen. Milhes en 1745, et Morgagni en 1765 emploient cette méthode et délogent chacun un éclat de fer implanté dans les couches superficielles de la cornée, au moyen de la pierre d'aimant. En 1769 Guérin parle de ce procédé dans son *Traité des maladies des yeux*.

L'aimant naturel qu'on employait au début était rare, cher, incommode et d'une faible force. Vers le milieu du XVIIIe siècle on le remplace par les tiges d'acier aimantées et on évite ainsi tous les inconvénients de l'aimant naturel. Après cette heureuse innovation on abuse de cette méthode à un tel point que, grâce aux charlatans, on n'avait plus confiance en ce procédé. Pour se rendre compte de la valeur réelle de cette méthode, la Société Royale de Médecine charge, en 1779, MM. Andry et Touret d'étudier cette question. « Leur mémoire, nous dit M. Pansier (1), à qui je dois une grande partie de ce chapitre, est l'oraison funèbre après laquelle l'aimant restera enseveli dans l'oubli près d'un siècle. »

A l'étranger, cependant, on continuait à s'occuper de la question. Pour l'extraction des corps étrangers métalliques implantés dans les couches superficielles de la

(1) *Loc. cit.*

cornée, nombreux sont ceux qui ont employé avec succès la méthode que nous défendons, ce que nous avons prouvé plus haut. Quant à ceux qui ont pénétré dans l'intérieur de l'œil, c'est Meyer (de Minden) qui s'en sert le premier. En 1842 il extrait un éclat de fer de l'intérieur de l'œil au moyen de l'aimant. En 1852 Jani emploie le même moyen pour extraire une paillette d'acier logée dans le corps vitré. En 1858 Dixon extrait, au moyen de l'aimant, un éclat métallique du corps vitré. En 1859 Cooper en extrait un de la chambre antérieure. En 1873 Rothmund fait la même opération. Mais le plus grand honneur de cette belle conquête revient à Mac Keown de Belfast; c'est lui qui, par ses nombreuses publications dans divers journaux médicaux et surtout dans *The British Medical Journal*, lui a donné une place solide dans la thérapeutique oculaire. C'est encore lui qui a eu le grand mérite d'être le premier, en 1876, à introduire la pointe de l'aimant dans le corps vitré et à en extraire par ce moyen un éclat métallique. Mac Hardy, au début adversaire, de Mac Keown, devient un fervent adepte de la méthode, et s'en sert avec succès en 1878. Depuis il n'a cessé d'être son défenseur énergique. Hirschberg, en 1879, extrait pour la première fois en Allemagne un éclat métallique de la chambre antérieure. Depuis, il a bien étudié la question et par ses nombreuses publications, appuyé sur sa grande expérience personnelle il est devenu l'apôtre de la méthode en Allemagne comme Mac Keown en Irlande. A l'étranger la méthode a vite fait des adeptes. Pooley, Knapp, Samelshon, Jeffries, Snell et beaucoup d'autres l'emploient, et, satisfaits des résultats obtenus, la défendent énergiquement.

La France regardait d'un œil sceptique les progrès de cette méthode, qui avait déjà son droit d'existence à l'étranger. Cependant quelques voix se sont élevées en faveur de l'aimant, mais le résultat en était médiocre. Ainsi Yvert (1), armé de nombreuses observations, défend énergiquement cette méthode et nous dit avec raison que c'est « non seulement une méthode parfaitement rationnelle, mais un véritable progrès en médecine ». Puis c'est Galezowski qui se fait un ardent défenseur de l'électro-aimant pour l'extraction des corps métalliques de l'œil. C'est lui qui fut le premier à retirer par ce moyen et avec un plein succès un corps étranger implanté dans la rétine. Puis Dujardin et beaucoup d'autres se sont ralliés à cette méthode.

(1) Yvert. — *Recueil d'ophtalmologie*, 1882.

CHAPITRE II

INSTRUMENTS

Aimant naturel. — C'est le premier instrument de la méthode. C'est lui qui fut employé par Fabry de Hilden et ses premiers adhérents, mais aujourd'hui il est complètement délaissé.

Simple petit aimant. — Beaucoup d'auteurs, Mac Keown en tête, préféraient un simple petit aimant; mais celui-ci, à son tour, fut remplacé par des instruments plus perfectionnés.

Bâton aimanté de Collin. — Galezowski, Yvert, Berger et d'autres, préfèrent le petit bâton aimanté de Collin. Voici ce que nous en dit Yvert (1), qui donne sa description : « ... Aussi sommes-nous intimement persuadés que les instruments les plus simples seront toujours les meilleurs ; et pour ce motif nous ne saurions trop recommander l'emploi à peu près exclusif du petit bâton aimanté construit par Collin, qui joint la légèreté à l'élégance et qui nous paraît devoir remplir amplement toutes les conditions que l'on est en droit d'exiger d'un

(1) *Recueil d'ophtalmologie,* 1882, p. 558.

instrument de cette nature. » Sans contester l'utilité de ce bâton aimanté dans certains cas, il nous semble que M. Yvert est trop exclusif, car les électro-aimants de Hirschberg, de Snell et surtout les puissants électro-aimants de Haab et de Schlosser, ont largement démontré leur supériorité.

« Le bâton aimanté de Collin se compose, nous dit M. Yvert, tout simplement d'un petit cylindre aimanté, long de 2 centimètres et large de 3 millimètres environ ; il est d'un prix peu élevé, d'un transport facile et assez puissant pour attirer toutes les particules métalliques contenues à l'intérieur de l'œil. Nous avons constaté en effet, à plusieurs reprises, qu'il pouvait facilement soulever des morceaux de fer ou d'acier pesant près de 2 grammes, puissance bien suffisante pour les besoins de la pratique ophtalmologique. » Malheureusement cette puissance n'est nullement suffisante, car il y a des cas où le corps étranger est situé profondément et même enkysté et qui exigent une plus grande force attractive pour son extraction. C'est justement les électro-aimants, qu'il considère d'aucun intérêt pratique, qui ont donné de bons résultats dans ces cas.

Électro-aimant de Hirschberg. — Les électro-aimants de Froehlich, Snell et Sulzer ressemblent beaucoup à celui de Hirschberg. Les plus employés sont celui de Hirschberg et de Snell. La description de ce dernier par Snell lui-même se trouve dans *The Brit. Medical Journal*, 1881, vol. I, p. 843. La description suivante de l'électro-aimant de Hirschberg est puisée dans l'ouvrage cité de Pansier, qui cite Hirschberg lui-même.

« Le fil qui entoure en cinq à six couches la pièce de fer ne doit pas être trop fin pour ne pas opposer trop de résistance au passage du courant.

« Les deux extrémités du noyau sont courbées pour qu'il soit plus facile de les introduire dans l'œil, l'une a deux millimètres et demi, l'autre un millimètre et demi d'épaisseur. Habituellement on se servira de la pointe la plus épaisse. Exceptionnellement, quand il s'agira par exemple d'opérer dans le cristallin, on emploiera la fine pointe. L'appareil est toujours essayé avant l'opération ; les pointes sont rendues aseptiques. Cet appareil porte un poids de 150 à 200 grammes ; c'est plus que suffisant pour extraire des éclats métalliques de 10 à 30 milligrammes en moyenne, exceptionnellement ils peuvent atteindre 150 ou même 500 milligrammes. Dans mes premières expériences alors que j'employais un électro-aimant portant seulement 50 grammes, j'ai pu me convaincre que cette force magnétique était suffisante pour attirer des éclats de fer ou d'acier de 1 à 5 millimètres de longueur placés à une distance de 5 millimètres et au delà, même lorsqu'ils étaient plongés dans une solution de gomme ou d'albumine de consistance égale à celle du vitré. Cet électro-aimant pèse 250 grammes, il est long de 7 cent. 5, large de 1 cent. 5 et par conséquent facilement maniable. J'ai fait cependant construire un nouveau modèle, dans lequel l'électricité est fournie par une batterie de cinq éléments et qui supporte des poids de 570 grammes ; des pointes de différentes formes et grosseurs, pouvant se visser à ses extrémités, complètent l'arsenal. »

Certains auteurs prétendent que le corps étranger métallique dans l'œil peut se magnétiser et au lieu d'être attiré par l'électro-aimant, il est repoussé. Hirschberg, appuyé sur ses expériences, considère cette opinion comme fausse. Pour éviter cet inconvénient, s'il existait, Sulzer donne à son électro-aimant la forme de fer à cheval les deux pôles rapprochés. « La pointe qui forme les deux pôles est composée de deux parties soudées et séparées magnétiquement par du cuivre. Du côté opposé, elles s'écartent en forme de fourche dont les deux dents s'emboîtent dans les branches du noyau. » (Pansier.)

Électro-aimant de Haab. — « L'électro-aimant de Haab, nous dit Pansier, consiste en une barre cylindrique de fer doux de 0 m. 40 de longueur et de 0 m. 10 d'épaisseur, qui se termine des deux côtés en un bout conique qu'on peut dévisser et stériliser. Ce noyau de fer est entouré de deux bobines de 0 m. 23 de diamètre, parcourues par un courant de 50 à 60 volts de tension, avec 6 ou 7 ampères d'intensité. Le courant est fourni par une dynamo. Cet aimant, qui pèse 138 kilogrammes, est mobile autour d'un axe vertical sur un support en bois d'un mètre de hauteur. En rapprochant le bout conique de cet aimant de la porte d'entrée du corps étranger ou en l'enfonçant même légèrement dans la plaie, on peut extraire du vitré ou de la rétine, ou du moins attirer jusque derrière l'iris des parcelles métalliques de 0 gr. 02. Une fois là, on peut les extraire complètement par une incision cornéenne en introduisant la petite pointe de l'aimant de Hirschberg. On évite ainsi la nécessité de fouiller le corps vitré à l'aveuglette avec l'électro-aimant. »

M. le professeur Gayet emploie un électro-aimant de

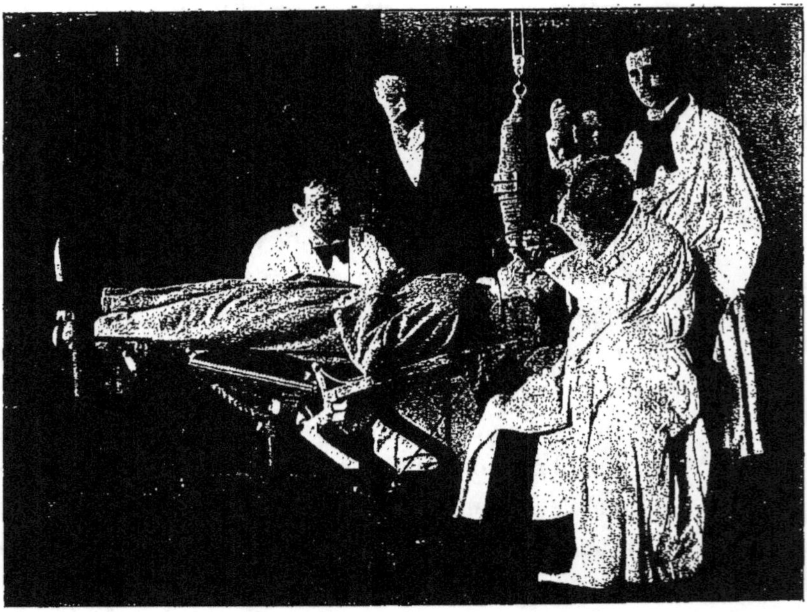

Application de l'électro-aimant de Haab à la clinique ophtalmologique de Lyon.

Haab de plus petit format. Il pèse 60 kilogrammes et supporte un poids de 40 kilogrammes.

La position horizontale de cet électro-aimant est incommode, car il est difficile à mouvoir. Approcher l'œil de l'aimant à la distance voulue ou même (comme il faut faire quelquefois) approcher jusqu'à ce que la plaie touche l'aimant, est aussi chose difficile.

M. le professeur Gayet évite ces inconvénients en donnant à l'électro-aimant une position verticale. Voici quelle disposition a l'électro-aimant de Haab à la clinique ophtalmologique de Lyon.

Une tige métallique de deux centimètres environ d'épaisseur est solidement fixée au plafond par son extrémité supérieure. L'extrémité inférieure supporte un plan de deux moufles reliées par une corde. La moufle inférieure finit par un crochet. A l'une des extrémités de l'aimant est fixé un anneau par lequel on le suspend au moment voulu. Avec ce palan à six brins, l'effort de traction est égal au sixième du poids de l'aimant. Cette disposition est bien plus avantageuse, car le malade, couché sur le lit d'opération, endormi ou non, a la tête immobile et on peut approcher l'aimant à la distance voulue, à un millimètre près. Un aide tient l'extrémité libre de la corde et abaisse ou élève l'aimant selon le commandement de l'opérateur, qui tient l'aimant dans ses mains et lui donne la position voulue. Il est nécessaire de bien s'assurer de la solidité des moyens de suspension.

Après avoir décrit brièvement les principaux instruments employés pour l'extraction des corps étrangers métalliques du globe de l'œil, il nous en reste un qui est de première importance, non pas pour l'extraction, mais pour le diagnostic, c'est le magnétomètre de Gérard. Nous tirons sa description de l'ouvrage de Pansier.

Magnétomètre de Gérard. — « Le magnétomètre de Gérard se compose d'un pied avec trois vis calantes, supportant une barre horizontale de cuivre de quarante centimètres de longueur ; à l'une des extrémités se trouve l'équipage mobile magnétique, à l'autre une lunette et une règle graduée en millimètres. L'équipage mobile se trouve à l'intérieur d'une petite cage réduite aux dimensions du globe oculaire, elle est formée par une pièce cylindrique fermée en avant et en arrière par une lame de verre ; la lame postérieure est concave. La cage est surmontée d'une colonne en verre terminée par le système de suspension de l'équipage mobile, qui se compose d'un bouton moleté permettant de faire tourner l'axe de suspension et portant une petite poulie sur laquelle est enroulé un fil de cocon. La poulie permet de relever ou d'abaisser l'équipage mobile pour la mise au point. L'équipage mobile se compose d'un petit aimant de six à sept centimètres, ou bien de deux aimants formant un système astatique ; il porte un miroir réflecteur plan de six millimètres de diamètre. Le système optique se compose d'une petite lunette munie d'un réticule ; au-dessus se trouve une règle divisée dont les graduations réfléchies par le miroir de l'équipage mobile sont lues à travers la lunette. J'ai fait au moyen de cet appareil la détermination du poids minimum de fer, de fonte et d'acier donnant une déviation sensible. Avec un poids d'un demi-milligramme d'acier, 0 milligr. 6 de fonte, 0 milligr. 5 de fer, on obtient encore une déviation d'une divison de la règle. »

CHAPITRE III

DIAGNOSTIC ET LOCALISATION

Le diagnostic et la localisation des corps étrangers du globe de l'œil ont une grande importance pour l'intervention et présentent souvent de nombreuses difficultés surtout si le corps du délit est logé dans le segment postérieur. Il faut donc faire l'examen attentivement et systématiquement.

Projeté par une force quelconque, le corps étranger peut s'arrêter dans les membranes superficielles, cornée, conjonctive ou sclérotique. Il peut les perforer et pénétrer à l'intérieur de l'œil. On l'a vu dans la chambre antérieure, dans l'iris, dans le cristallin, dans le vitré, dans la rétine et la choroïde. Il est rare de voir le corps étranger perforer le globe oculaire de part en part ; en général, s'il a assez de force pour perforer les membranes et le corps vitré, il butte contre les membranes du côté opposé, et, en rebondissant, retombe dans le vitré. M. Gayet a eu cependant un cas de perforation complète du globe de l'œil. Il s'agissait d'un morceau de fer volumineux, un centimètre de large sur deux centimètres de long, qu'on a extrait après énucléation. Hirschberg (1) a eu un cas pareil, mais ce sont des exceptions.

Arrêté dans la conjonctive, le corps étranger peut quelquefois, après une période inflammatoire, s'enkyster dans du tissu conjonctif néoformé. Mais en général on constate : douleur, conjonctivite, photophobie et même un blépharospasme intense. On cherche la plaie et on voit souvent le corps étranger lui-même. En y ajoutant les commémoratifs, le diagnostic devient des plus faciles.

Les corps étrangers métalliques de la sclérotique produisent les mêmes phénomènes inflammatoires, même plus intenses. La région ciliaire est plus dangereuse car son irritation et son infection peuvent donner des conséquences très graves pour l'œil blessé et même pour l'autre. Souvent le corps étranger est caché dans un exsudat sanguin ou séro-fibrineux. Dans ces cas le sondage avec une sonde aimantée est utile, mais il doit être fait avec précaution, pour ne pas enfoncer le corps étranger plus profondément. L'application de l'électro-aimant, après une petite incision au besoin, est préférable, car il fait le diagnostic et l'extraction en même temps.

Le diagnostic des corps étrangers de la cornée saute aux yeux, néanmoins, un examen attentif à la loupe, et surtout à l'éclairage oblique, est nécessaire pour se rendre bien compte à quelle profondeur ils sont logés, car, si le corps étranger est dans les couches superficielles, une gouge ou une spatule sont suffisantes pour l'extraire, mais s'il est dans les couches profondes ou s'il pénètre par une de ses

(1) *Archiv für Ophtalmologie*, 1890, 3, p. 38, cas 34.

extrémités dans la chambre antérieure, l'électro-aimant est l'unique moyen ; toute autre tentative risque de le pousser dans la chambre antérieure. La réaction de l'œil est attestée par la douleur, l'irritation et la photophobie ; la cornée fournit un exsudat qui entoure le corps étranger, elle peut s'ulcérer et même suppurer, ce qui dépend de l'état septique du métal. Le fer s'oxyde rapidement et s'entoure de rouille qui se propage quelquefois bien loin de son origine.

Quand le corps étranger est dans la chambre antérieure et si l'humeur aqueuse est transparente, le diagnostic à la loupe est facile ; mais si la chambre antérieure est troublée par l'hémorragie ou l'hypopyon, il est plus difficile et les commémoratifs sont d'une grande utilité.

Le corps étranger implanté dans l'iris peut produire de graves désordres, grâce à la structure délicate de cette membrane, surtout si le corps est septique. On peut avoir, à part l'hémorragie, un iritis et une irido-cyclite avec toutes leurs conséquences. Souvent le corps est entouré et fixé par un exsudat fibrino-plastique ; souvent on a des synéchies. Si la chambre antérieure est transparente, la loupe peut donner de bons renseignements ; on voit une tache sur l'iris inflammé, elle est blanc jaunâtre s'il y a de l'exsudat, rougeâtre s'il y a de la rouille. Quelquefois on peut même voir l'éclat métallique du corps étranger. Mais souvent la chambre antérieure est trouble, alors la loupe est impuissante.

Le meilleur moyen de diagnostic des corps étrangers métalliques de l'iris est l'électro-aimant. En approchant l'aimant de Haab, on voit, si la chambre antérieure est transparente, l'iris se soulever et s'approcher de la cornée (obs. 11); si elle est trouble, la douleur qu'accuse le malade est un signe de certitude de la présence d'un corps métallique; ce sont les tiraillements produits par son déplacement qui sont la cause de la douleur. Seulement, en faisant ce diagnostic, il ne faut pas oublier que le corps métallique peut se détacher de l'iris et tomber dans la chambre antérieure ; il faut placer l'aimant de façon que, si cela arrive, l'éclat métallique se dirige vers la périphérie et non pas vers la pupille où il peut tomber et aggraver le cas. On peut encore faire le diagnostic au moyen du magnétomètre de Gérard, dont l'extrême sensibilité décèle la présence de corps métalliques pesant moins d'un milligramme, comme nous le verrons plus loin. Mais comme la première condition de réussite est d'agir vite, si le magnétomètre n'est pas sous la main, il faut employer l'électro-aimant de Haab, qui a l'avantage sur celui de Hirschberg de ne pas être introduit dans la chambre antérieure.

Dans le cristallin le corps étranger peut rester longtemps sans produire le moindre trouble, si le corps est petit et aseptique et si la plaie capsulaire se referme de suite. Mais en général il produit toujours la cataracte. Le cristallin se gonfle, fait hernie par la plaie capsulaire et si celle-ci ne se referme pas, il peut se résorber complètement. Les mouvements pupillaires sont souvent irréguliers, grâce aux synéchies postérieures. Le diagnostic de la présence et de la qualité du corps étranger se fait à l'aide de la loupe, de l'aimant ou du magnétomètre.

Pour les corps étrangers placés dans le vitré, le diagnostic et la localisation sont de la plus haute importance pour l'application de l'aimant. Connaissant le siège, on produit bien moins de désordres. Dans le vitré, le corps étranger s'enkyste rarement; en général, à part les désordres traumatiques des membranes (plaie, hémorragie, inflammation), il produit la suppuration du vitré.

Après l'examen des plaies ou cicatrices des membranes, il faut examiner, si les milieux sont transparents, l intérieur de l'œil à l'ophtalmoscope. On voit le corps étranger fixé ou mobile dans le vitré. Quelquefois on ne voit qu'une tache sans pouvoir distinguer le corps, qui est entouré d'une couche d'exsudat ou de rouille. D'autres fois on peut voir un scintillement métallique caractéristique. Souvent on voit aussi une traînée floconneuse, allant de la plaie d'entrée jusqu'au corps du délit ou des stries de sang.

Si on veut examiner la région ciliaire, inaccessible pour l'ophtalmoscope, on pourrait employer la méthode de la pression digitale, conseillée par Trantas (1) pour l'exploration de cette région. Après avoir dilaté l'iris par l'atropine, on appuie avec un doigt sur l'endroit qu'on veut examiner, de cette manière on l'enfonce plus en dedans et il devient visible à l'ophtalmoscope.

L'examen par la translucidité peut aussi rendre des services dans des cas pareils. On projette un cône lumineux à travers la pupille et les milieux transparents dans l'intérieur de l'œil au moyen d'une forte lentille convergente. Les membranes paraîtront rougeâtres grâce aux vaisseaux de la choroïde. La translucidité des membranes pourra nous renseigner sur la présence et le siège du

(1) *Archives d'ophtalmologie*, juin 1900, p. 316.

corps étranger. L'électro-aimant de Haab ou le magnétomètre de Gérard nous indiqueront sa qualité. Une cataracte même mûre n'empêche pas, paraît-il, la pénétration des rayons.

Mais si le corps vitré est trouble, s'il y a eu hémorragie interne ou si le cristallin est opaque, parce que le corps étranger l'a traversé, l'ophtalmoscope est inutile et la translucidité pour le moins incertaine. Alors le meilleur moyen de diagnostic est l'électro-aimant de Haab. Si en l'approchant le malade accuse une douleur (le corps métallique se déplace), le diagnostic est fait. Mais si le corps étranger est trop petit, nous disent MM. Gayet et Hirschberg, il ne répond pas à l'attraction magnétique (1). Dans ces cas nous pouvons recourir au magnétomètre de Gérard. Pour diagnostiquer un corps étranger dans le vitré, Galezowski (2) donne les données de diagnostic suivantes : plaie pénétrante de la cornée ou de la sclérotique, phénomènes inflammatoires (irido-cyclite, hypopyon), épanchement plastique fibrineux dans le corps vitré, sensibilité au toucher, diminution de la tension de l'œil.

Pooley se sert de l'aiguille aimantée pour diagnostiquer la présence et le siège approximatif du corps étranger. Il prend la précaution de magnétiser d'abord le corps métallique, soit par un courant galvanique, soit par induction, en approchant de l'œil un puissant électro-aimant. Il conclut que :

« 1° L'intensité des mouvements oscillatoires de l'ai-

(1) GAYET. — Communication à la *Soc. de chir. de Lyon*, 1900.
(2) *Recueil d'ophtalmologie*, 1883.

guille peut renseigner sur la profondeur de la région emprisonnant le corps métallique ;

« 2° L'observation minutieuse des changements de déviation de l'aiguille peut renseigner sur le changement de position du corps métallique (Pansier). » Hirschberg se sert du sidéroscope d'Asmus.

Le magnétomètre de Gérard, dont nous avons donné la description dans le chapitre II, rend de grands services au diagnostic des corps étrangers métalliques du globe oculaire. Avant de commencer l'examen, il faut magnétiser le corps étranger comme pour l'aiguille de Pooley, car ainsi on obtient une plus grande déviation. Il faut débarrasser le malade, l'observateur, ainsi que le voisinage de l'instrument, de tout corps métallique, si petit qu'il soit, pour pouvoir obtenir des résultats exacts.

« Je place le malade, dit Gérard cité par Pansier, derrière l'appareil en lui ordonnant d'en approcher l'œil au commandement. Je regarde par la lunette à quelle division de la règle correspond le réticule. Puis le patient met l'œil près de la paroi postérieure concave de la chambre magnétique. Si l'œil ne contient pas de corps étranger magnétique, ou si ce corps est trop petit et non aimanté, il n'y a pas de troubles dans le système ; tout reste au repos. Si au contraire il y a un corps magnétique, l'aiguille se meut, le miroir se déplace et réfléchit une autre division de la règle; je suis alors certain de la présence d'un corps étranger susceptible d'être attiré par l'électro-aimant.

« ... Le magnétomètre nous fournit encore d'autres indications précieuses. La déviation de l'aiguille magnétique est en raison directe de la masse et en raison inverse du carré de la distance. Le degré de la déviation nous dira donc si le fragment est volumineux ou de petite dimension, s'il est placé fort en arrière ou s'il est logé dans le segment antérieur, s'il est situé en dedans ou en dehors, en haut ou en bas.

En effet il est évident que si la déviation augmente lorsque l'œil regarde en haut, cela veut dire que le corps étranger se rapproche de l'aiguille ; il sera par conséquent placé en bas. S'il regarde en dehors et que le corps se trouve en dedans, la déviation augmentera également. Je commande donc au malade de porter l'œil en haut, en bas, à droite et à gauche, en observant suivant quel sens se produit le maximum de déviation. Si la déviation est énorme, j'augmente la distance entre l'appareil et l'œil du malade et je note la distance maxima pour laquelle j'obtiens encore une déviation. J'ai constaté que, lorsque le corps étranger est situé très en avant, l'aiguille se déplace rapidement pour le moindre mouvement de l'œil; elle est comme affolée. »

Par ce moyen Gérard a pu diagnostiquer un corps étranger métallique de l'œil de 8 milligrammes. On voit donc que nous avons un moyen certain de diagnostiquer avec certitude la présence d'un corps métallique dans le vitré et de déterminer approximativement son siège.

Ces derniers temps un élément nouveau se fait jour dans la chirurgie oculaire ; nous voulons parler des rayons Rœntgen. Leur application a permis de déterminer la localisation des corps étrangers du vitré avec une précision mathématique. L'avenir semble appartenir à cette nouvelle et ingénieuse méthode.

La base du principe de cette méthode consiste à

obtenir les trois coordonnées d'un point quelconque. Mackenzie Davidson (1) « se sert d'un instrument constitué par un casque avec un châssis auquel sont ajustées deux aiguilles à tricoter à angle droit l'une sur l'autre, ce qui forme deux plans; la plaque sensible fait le troisième. Alors on fixe solidement la tête et on dirige le regard vers un point parallèle à l'aiguille horizontale ». Il prend deux photographies, une en plaçant le tube exactement en face de l'aiguille verticale, l'autre en le déplaçant de six centimètres d'un côté ou de l'autre. Avec les deux plaques il obtient un effet stéréoscopique. Il développe les négatifs, relève les deux positions du corps étranger au moyen d'une feuille de celluloïd et enregistre la distance entre les deux points. Puis, par un arrangement ingénieux de fils en soie et de compas, il détermine la position exacte du corps étranger.

Pour obtenir des résultats précis par cette méthode, il conseille d'employer des tubes qui forment des rayons X provenant d'un tout petit point et qui n'exigent pas une longue pose ; selon lui quatre vingt dix secondes sont en général suffisantes. L'année passée (2) il a fait un petit changement. Il prend toujours ses deux skiagraphies à six centimètres de distance, mais comme point de repère il conseille d'employer un fil métallique fixé au rebord orbitaire inférieur. Il obtient le meilleur effet stéoroscopique, avec le stéréoscope réflecteur de Wheatstone. Il a employé sa méthode dans soixante-dix cas et réclame vivement pour elle une place dans la thérapeutique oculaire.

(1) *The Lancet*, 30 juillet 1898, p. 302.

(2) *Brit. med. Journal*, 4 février 1899, p. 276.

Weiss et Klingelhœffer (1) sont moins enthousiastes. Cependant ils ont employé la méthode dans douze cas et ont obtenu de bons résultats. Ils conseillent de ne jamais se contenter d'une seule épreuve, car souvent on obtient un résultat négatif malgré que le corps étranger existe. Cela arrive dans les cas où le corps est trop petit ou placé de champ; si le malade bouge ou si le corps est mobile. Dans toutes leurs expériences ils n'ont jamais eu de résultats fâcheux ni pour l'œil, ni pour la peau. Jameson Evans (2) dit que la méthode de Davidson est le meilleur moyen de localisation de corps étrangers dans l'œil. Gunsbourg (3) s'en est servi deux fois. Nettleship (4) dans un cas se croyait assuré de la présence d'un corps étranger dans l'œil d'un enfant et se proposait de l'opérer. Mais l'idée lui vint de s'assurer de son diagnostic par la méthode de Davidson. La skiagraphie donna cependant un résultat négatif; ainsi le petit malade fut sauvé des inconvénients d'une opération inutile. Beaucoup d'auteurs nous parlent de pareilles erreurs de diagnostic, qu'on pourra facilement éviter comme dans ce cas à l'aide de la skiagraphie.

Personne ne pourra contester l'utilité de cette ingénieuse méthode, mais pour le moment elle a l'inconvénient d'être trop compliquée. Karl Grossmann la simplifie déjà en remplaçant la méthode stéréoscopique de Davidson par les mouvements des yeux. Dans la revue bibliographique des *Archives d'ophtalmologie* 1899, nous trouvons la description suivante de la méthode de Grossmann :

(1) *Archiv für Augenheilkunde*, vol. XXXIX.
(2) *The Lancet*, août 1898.
(3) *Arch. d'ophtalmol.* (revue bibliogr.), 1899, p. 43.
(4) *The Lancet*, août 1898, p. 516.

« Les mouvements de l'œil peuvent être facilement utilisés pour la localisation des corps étrangers, la source lumineuse restant en place de l'autre côté de la tête. Deux épreuves sont prises pendant que le regard est tourné en haut puis en bas, dans le même plan. Sur les deux épreuves l'ombre se déplace :

« 1° En haut si le corps étranger est dans le demi-hémisphère antérieur ;

« 2° En bas si le corps étranger est dans le demi-hémisphère postérieur ;

« 3° En avant si le corps étranger est dans le demi-hémisphère inférieur ;

« 4° En arrière si le corps étranger est dans le demi-hémisphère supérieur.

« L'axe de ces deux demi-hémisphères est en même temps l'axe de rotation dans le mouvement en haut. Si l'ombre ne se déplace pas, le corps étranger doit se trouver à peu près dans le centre de rotation du globe. Dans ce cas il serait nécessaire de prendre encore deux épreuves en faisant déplacer l'œil dans un plan horizontal. Un déplacement de l'ombre en avant indiquerait que le corps est dans l'hémisphère temporal ; en arrière dans l'hémisphère nasal. L'emplacement du tube relativement à la tête doit être le même pour chaque paire d'épreuves. Pour donner plus de précision à ces examens, un fin morceau de fil de plomb peut être appliqué près de l'œil, ou même dans le sac conjonctival. Il faut également chercher à ce que l'ombre porte en dehors de l'ombre des os du crâne.»

Nombreux sont déjà les cas où la méthode skiagraphique fut utile, citons-en quelques-uns.

Silcock (1) a eu un cas dans lequel le corps étranger, après avoir perforé la cornée et le cristallin, s'est arrêté dans le vitré. Davidson détermina son siège par sa méthode. On anesthésie le malade, on fait une incision scléroticale, on introduit la pointe de l'aimant vers l'endroit indiqué et on tombe sur le corps étranger qu'on extrait.

Treacher Collins (2) parle de plusieurs cas. Dans un cas un homme arrive avec un point noir dans l'iris, quatre mois après la blessure de l'œil. Davidson, se servant de sa méthode, diagnostique et localise un corps étranger derrière la cicatrice irienne. On fait l'extraction et on obtient un bon résultat visuel. Dans un autre cas Davidson localise dans le vitré un morceau d'acier, qu'on extrait avec bon résultat. Dans un cas on constate un iritis sans savoir s'il y a ou non un corps étranger dans l'iris. Davidson trouve dans l'iris un corps étranger, qui est resté quatorze ans dans l'œil sans causer d'irritation. Une fois on localise dans le cristallin un tout petit morceau de pierre, à peine d'un millimètre de diamètre.

Les docteurs Germann et Belliarminoff (3) se sont servi de la méthode pour localiser des corps étrangers dans le globe oculaire, et déclarent être complètement satisfaits.

Nous basant sur ce qui a été brièvement exposé plus haut, nous nous croyons autorisé à dire avec Jameson Evans que « la skiagraphie promet de remplacer toutes les autres méthodes ».

Pour diagnostiquer la présence d'un corps étranger

(1) *The Bristish medical Journal*, février 1899, p. 276.
(2) *The Lancet*, juillet 1898, p. 302.
(3) Vratch. — Mars 1900, p. 309.

métallique dans la rétine, l'ophtalmoscope est le premier instrument à employer si les milieux de l'œil sont transparents. L'électro-aimant, l'aiguille aimantée de Pooley ou encore mieux le magnétomètre de Gérard nous indiqueront la qualité du corps. Hirschberg, se basant sur le scotome du champ visuel, nous conseille la méthode campimétrique. La détermination exacte du siège a une importance capitale, car elle nous permettra de faire une toute petite incision le plus près possible du corps étranger et facilitera l'extraction. Voici la méthode campimétrique de Hirschberg, telle que nous la trouvons décrite dans l'ouvrage de M. Pansier (1) :

« On reconnaîtra d'abord à l'aide de la campimétrie la situation dans le champ visuel du scotome dû à la présence du corps étranger. Pour les parties de la rétine situées entre le bord nasal de la cornée et le bord nasal du nerf optique, Donders a établi la relation suivante entre la distance d'un point donné de la rétine au bord temporal de la cornée et le point du champ visuel qui correspond à ce point de la rétine :

Situation du scotome dans le champ visuel (moitie temporale)	Distance du point correspondant de la rétine (moitié nasale) au bord nasal de la cornée.
90 degrés	8 mil.
80 —	9 mil. 5
70 —	11 mil. 5
65 —	12 mil. (équateur du globe)
60 —	13 mil. 5
50 —	15 mil. 5
40 —	16 mil. 5
20 —	19 mil.
0 —	24 mil. 5 (tache jaune)

(1) *Électrothérapie oculaire*, 1896.

Moitié nasale		Moitié temporale; distance au bord temporal de la cornée	
65 degrés	. . . . .	12 millimètres	(équateur)
40 —	. . . . .	17 —	
20 —	. . . . .	18 —	
0 —	. . . . .	21 —	

« Après avoir déterminé le lieu du scotome dans le champ visuel on peut trouver l'endroit correspondant de la sclérotique à l'aide du compas en tenant compte de ce tableau. Toutefois il faut bien considérer que la grandeur relative du scotome surpasse ordinairement les dimensions du corps étranger. Un dessin fidèle du fond de l'œil facilite la localisation du corps étranger. L'unité de mesure est le diamètre apparent de la papille qui mesure en réalité 1 mil. 5. La distance entre le bord temporal de la cornée et le bord temporal du nerf optique mesurée par la corde est de 22 millimètres. Du côté nasal ces mêmes points sont séparés par une distance de 19 mil. 5. Un point donné du fond qui est séparé du disque papillaire par une distance égale à 5 diamètres papillaires est situé à 7 mil. 5 en arrière du bord du disque et par conséquent à 14 mil. 5 en arrière du bord temporal de la cornée quand il se trouve dans la moitié temporale du globe. Dans sa moitié nasale sa distance au bord cornéen serait de 12 millimètres. »

CHAPITRE IV

MANUEL OPÉRATOIRE

Dans la chirurgie oculaire, comme dans la chirurgie en général, l'antisepsie rigoureuse est la première condition de réussite. Le traumatisme par lui-même est loin d'avoir la gravité de l'infection microbienne.

Si le corps étranger est implanté dans la conjonctive ou dans la sclérotique, on l'enlève en général avec des pinces ; s'il est solidement fixé par du tissu conjonctif néoformé, on fait une incision préalable. Mais quelquefois l'hémorragie rend la recherche difficile, alors on approche l'électro-aimant de Hirschberg, ou même celui de Haab ; ainsi on extrait le corps étranger en évitant les désordres de la recherche, qui ont quelquefois de graves conséquences inflammatoires, comme, par exemple, dans la région ciliaire.

Si la loupe et l'éclairage oblique montrent que le corps étranger est logé dans les couches profondes de la cornée, on l'extrait en approchant l'électro-aimant de Hirschberg après avoir enlevé par le grattage les couches superficielles de la cornée. Si celui-ci ne réussit pas, on emploie celui de Haab, d'une puissance bien supérieure.

Si le corps étranger est dans la chambre antérieure, on fait une incision cornéenne et on approche l'électro-aimant de Hirschberg; si on n'obtient pas le résultat désiré, on introduit la pointe de l'aimant dans la chambre antérieure. Si le cas est récent et si la plaie d'entrée n'est pas encore cicatrisée, on utilise cette plaie en l'élargissant au besoin.

Pour extraire le corps étranger de l'iris, on agit comme s'il était dans la chambre antérieure; l'aimant peut détacher le corps étranger de l'iris et le faire tomber dans la chambre antérieure, laissant l'iris en place. Pour que le corps étranger ne tombe pas dans la pupille, ce qui aggraverait le cas, on donne à l'aimant une position telle que le corps détaché tombe dans la partie périphérique de la chambre antérieure. Le plus souvent le corps étranger est solidement fixé par un exsudat fibrineux et l'iris suit le corps étranger hors de la plaie; dans ce cas on fait l'iridectomie en enlevant l'iris hernié avec le corps étranger. S'il y a suppuration, l'iridectomie aidée de l'aimant est préférable, car ainsi on enlève le foyer de la suppuration.

Si le corps étranger est dans le cristallin, on l'enlève soit avec un couteau à cataracte aimanté, comme le conseille Hirschberg, soit en introduisant la pointe de l'électro-aimant par l'incision cornéenne. Si la cataracte traumatique est mûre on l'enlève de suite après, sinon on la laisse mûrir.

Si le corps étranger est dans le vitré, une localisation précise est de la plus grande importance, car elle nous permettra de faire une petite incision au plus près du corps étranger, lequel en sortant passera par le plus court chemin. Il faut donc, avant tout, employer tous les moyens dont nous disposons pour déterminer le siège exact du corps étranger. On fait l'extraction soit par la cornée, après avoir extrait le cristallin cataracté, soit par une incision scléroticale.

Si le corps étranger a pénétré par la sclérotique et si la plaie d'entrée n'est pas encore cicatrisée, on utilise cette plaie en l'élargissant si elle est trop petite. L'incision scléroticale doit être faite suivant un des méridiens de l'œil ; ainsi on fait le minimum de désordres traumatiques, ce qui est facile à comprendre connaissant la structure de l'œil. On doit faire cette incision de préférence entre le droit inférieur et le droit externe ou entre le droit inférieur et le droit interne, selon le siège du corps étranger. Certains auteurs conseillent l'incision à lambeau, car l'incision linéaire, disent-ils, arrête le corps étranger au passage. Cela est souvent vrai, mais on n'a qu'à écarter les lèvres de la plaie à l'aide de crochets, pour éviter cet inconvénient. Par contre la plaie linéaire se cicatrise plus facilement et empêche l'écoulement du corps vitré.

Après avoir anesthésié le malade (ce qui n'est pas toujours nécessaire) et fixé l'œil, Hirschberg conseille de faire l'incision à huit millimètres du limbe scléro-cornéen, pour ne pas blesser la région ciliaire, si dangereuse par les complications inflammatoires. On fait l'extraction soit en approchant l'électro-aimant de Haab, ce qui est de beaucoup préférable, soit en introduisant dans le corps vitré la pointe de l'électro-aimant de Hirschberg. Si la première fois on ne réussit pas on doit recommencer, car souvent on ne réussit que la seconde ou la troisième fois comme nous le montrent de nombreuses observations. Après l'extraction on suture la plaie scléroticale et on met un pansement antiseptique.

Dernièrement Hirschberg conseilla de faire passer le corps étranger, à l'aide de l'aimant géant, du corps vitré dans la chambre antérieure d'où on l'extrait facilement. Voici sa manière d'agir (1) : « Si le cas est ancien, la plaie cicatrisée et si on a pu bien localiser le corps étranger, on présente un point un peu plus élevé de la sclérotique à l'électro aimant géant. Le patient éprouve une vive douleur, le corps étranger se libère de ses adhérences. Après quelques secondes, on tourne l'œil lentement vers le bas, au moyen d'une pince en aluminium, de façon à amener la pointe de l'électro-aimant au limbe cornéen. L'éclat de fer apparaîtra à l'angle de la chambre antérieure où il soulèvera l'iris. On abaisse l'œil encore plus ; la pointe aimantée correspond au milieu de la cornée ; l'éclat métallique se fera jour au bord pupillaire et il finira par tomber dans la chambre antérieure. Alors on ponctionne avec le couteau lancéolaire, on introduit le petit électro-aimant dans la chambre antérieure et on extrait le corps étranger. On respecte ainsi la forme de la pupille et la transparence du cristallin, si le traumatisme ne les a pas altérées. »

Hirschberg préfère l'électro-aimant géant de Schloesser

(1) *Archives d'ophtalmologie*, 1899, bibliographie.

et déclare n'avoir jamais observé « ni déchirure de l'iris, ni hémorragie dans la chambre antérieure, ni pénétration de la parcelle métallique dans le corps ciliaire ». Il donne deux contre-indications : 1° si le corps est trop petit (1 milligramme ou moins); 2° s'il séjourne depuis longtemps dans l'œil, avec sidérose et cécité. Dans ce cas il fait l'extraction par l'incision cornéenne ou scléroticale.

Si le corps étranger est fixé dans la rétine, on agit comme dans le cas précédent, après avoir bien déterminé son siège exact.

CHAPITRE V

INDICATIONS ET CONTRE-INDICATIONS

Dans tous les cas de pénétration de corps étrangers métalliques (fer ou acier), soit dans les membranes, soit dans les milieux de l'œil, sauf ceux que nous indiquons plus bas, l'extraction par l'électro-aimant est indiquée. L'électro-aimant bien manié n'est jamais nuisible, mais il est inutile dans les cas suivants :

1° Si le corps étranger est solidement fixé dans la conjonctive par du tissu conjonctif néoformé, l'aimant est impuissant, mais il n'est pas nécessaire car l'extraction par la pince ou l'excision est des plus faciles ;

2° Si le corps étranger est implanté dans les couches superficielles de la cornée, l'aimant peut, certainement, l'extraire avec une grande facilité, mais on ne l'emploie pas parce qu'une simple gouge est largement suffisante ;

3° Si le corps étranger est fixé dans l'iris enflammé ou suppurant, c'est l'iridectomie enlevant le corps étranger avec la portion de l'iris infecté où il siège, qui est indiquée ;

4° Si le corps étranger est trop volumineux et si les désordres traumatiques sont irréparables l'électro-aimant comme n'importe quel autre moyen, est inutile ; il faut recourir à l'énucléation ;

5° Si la réaction inflammatoire de l'œil est intense et si on craint l'ophtalmie sympathique ; ou, si le corps étranger, étant septique, a occasionné la suppuration du vitré, aucun moyen ne peut le sauver — il faut énucléer.

Dans tous les autres cas, dès qu'il y a un corps étranger métallique dans le globe oculaire, l'extraction par l'électro-aimant est indiquée. Peu importe où il est logé ; il peut être dans les couches profondes de la cornée, dans l'iris, le cristallin, le corps vitré ou dans la rétine et la choroïde l'électro-aimant est le meilleur, et souvent l'unique moyen d'extraction. On essaie d'abord le petit électro-aimant de Hirschberg, si l'extraction ne paraît pas exiger une grande force d'attraction ; s'il ne réussit pas on se sert du grand électro-aimant de Haab, qui est bien plus avantageux.

Il faut soumettre à l'exploration par l'aimant tous les malades qui laissent un doute sur la qualité du corps étranger, malgré leur ferme assurance. Ainsi les tailleurs de pierres peuvent nous tromper par leur certitude d'avoir un morceau de pierre dans l'œil. Selon M. Gayet (1) seize fois sur vingt, c'est un éclat de fer, et non pas un caillou, comme l'assurent les malades, qui est dans l'œil. Basé sur sa grande expérience, il déclare que dans les cas pareils, quand l'accident arrive en frappant du marteau, c'est ce dernier, en règle générale, qui fournit le corps du délit.

(1) Communication à la *Soc. de chir. de Lyon*, 1900.

CHAPITRE VI

EXTRACTION DES CORPS ÉTRANGERS MÉTALLIQUES (FER OU ACIER) DES DIFFÉRENTES PARTIES DU GLOBE DE L'ŒIL.

I. — Corps étrangers métalliques des voies lacrymales, de la conjonctive et de la sclérotique.

C'est rarement qu'on a recours à l'électro-aimant pour l'extraction des corps étrangers des voies lacrymales et de la conjonctive. En général les pinces, aidées au besoin d'une incision, suffisent. Cependant l'aimant est quelquefois la dernière ressource.

Ainsi, Magawly en 1883 et Ammundsen en 1884 ont extrait avec l'aimant chacun une pointe de couteau de Weber brisé dans le canal lacrymal et ayant occasionné des phénomènes inflammatoires. C'est du reste l'unique corps métallique qu'on a pu rencontrer dans les voies lacrymales. Ils n'ont eu recours à l'aimant qu'après de vaines tentatives d'extraction par tous les autres moyens.

Quant aux corps étrangers de la conjonctive, les pinces, l'incision ou même l'excision sont indiquées. Quelques auteurs conseillent les pinces aimantées pour faciliter la recherche du corps étranger caché par l'hémorragie. Galezowski a employé l'aimant, après l'excision de la conjonctive, pour se rendre compte si le corps du délit se trouve dans le morceau conjonctival excisé.

Pour les corps étrangers de la sclérotique l'aimant devient plus utile. La recherche du corps, caché par l'hémorragie, exige souvent des désordres qu'on évite avec l'aimant. Si l'éclat métallique est enclavé profondément, le sondage et les pinces peuvent le pousser plus loin et occasionner des complications. En appliquant l'électro-aimant, le corps étranger est souvent extrait avec la plus grande facilité (obs. 1).

OBSERVATION I

(Dubus, *Emploi de l'électro-aimant dans la chirurgie oculaire.* Thèse, Paris 1888.)

Th..., ouvrier à l'usine de Fives-Lille, vient consulter le docteur Dujardin, le 8 juillet 1889 pour un éclat d'acier reçu dans l'œil il y a une heure environ.

Ecchymose sur la conjonctive bulbaire de l'œil droit, au niveau de l'insertion du muscle droit externe : au milieu, la particule métallique se voit très nettement. En déplaçant avec le doigt la conjonctive, le corps étranger n'accuse aucune mobilité, c'est donc qu'il est fixé dans la sclérotique. On approche l'électro-aimant, l'éclat d'acier se fixe immédiatement sur la sonde; pas une goutte de sang. Le corps du délit est allongé en forme d'aiguille; après l'extraction son empreinte reste très nettement marquée sur la sclérotique. L'ouvrier retourne le même jour au travail.

II. — Corps étrangers métalliques de la cornée

L'aimant devient d'un plus grand intérêt quand il s'agit des corps étrangers de la cornée. C'est l'opération la plus simple et la première de la méthode. Nous avons vu qu'elle date de 1646, le jour où Fabry de Hilden s'est servi d'une pierre d'aimant. Elle ne reste pas l'apanage des spécialistes car sa simplicité la rend accessible à tous. Mac Hardy (1) nous raconte que les employés d'une grande usine de câbles télégraphiques, se sentant blessés par un éclat métallique, couraient vers un grand électro-aimant qui se trouvait continuellement dans l'usine, approchaient l'œil blessé en écartant les paupières et se débarrassaient ainsi du corps étranger.

Il y a pourtant beaucoup d'auteurs qui disent, comme M. Yvert, par exemple, que dans ce cas une aiguille à cataracte ou une gouge sont largement suffisantes; si elles ne réussissent pas, c'est parce que le corps étranger est logé trop profondément; en ce cas, selon eux, l'aimant est aussi impuissant, donc inutile. Souvent l'aiguille et la gouge sont suffisantes, mais nombreux sont les cas où elles étaient impuissantes et où on a obtenu un plein succès avec l'électro-aimant. Souvent, sans obtenir de résultat utile, elles font beaucoup de désordres dans la cornée. Si le corps étranger est volumineux, s'il est logé dans les couches profondes de la cornée, ou, ce qui arrive quelquefois, si une de ses extrémités pénètre dans la chambre antérieure, ces manœuvres peuvent l'enfoncer

(1) *The British medical Journal*, 1881.

dans la chambre antérieure, comme c'est arrivé à Horner (1). Dans ce cas on nous conseille de faire une contre-ponction et, maintenant, et même repoussant en avant le corps étranger du côté de la chambre antérieure, faire l'extraction par les anciens procédés. Mais pourquoi faire des désordres inutiles et vider la chambre antérieure quand l'aimant peut l'extraire sans irriter la cornée et sans vider l'humeur aqueuse?

Si le corps étranger est long et mince comme un cheveu ou rongé par la rouille, il est trop friable et se brise au moindre attouchement, comme nous le prouve Hirschberg dans plusieurs de ses cas. Ici encore l'aimant montre sa grande supériorité. Pour se convaincre de l'utilité de l'aimant dans l'extraction des corps étrangers métalliques de la cornée, on n'a qu'à consulter les observations qui suivent.

OBSERVATION 2 (Inédite)

Le 27 janvier 1896, se présente dans le service ophtalmologique de M. le professeur Gayet le malade M... George, qui, en travaillant, il y a trois jours, a reçu dans l'œil droit une paillette d'acier Il se plaint de douleurs oculaires, péri-oculaires et craniennes; douleurs lancinantes et violentes. L'œil est rouge et larmoyant. Un cercle périkératique assez marqué. Le corps étranger, après avoir perforé la cornée, est resté implanté dans la partie postérieure de celle-ci, perpendiculairement au plan irien, à la partie inféro-externe. L'iris réagit. Le 28, on extrait la paillette d'acier avec l'électro-aimant.

(1) *Archiv für Augenheilkunde*, vol. XVIII, p. 2.

A part ce cas, on a extrait quatre fois et par le même procédé, des corps étrangers implantés dans les couches profondes de la cornée.

OBSERVATION 3

(HIRSCHBERG, cité par PANSIER.)

Un ouvrier de vingt-six ans a reçu la veille un éclat d'acier dans l'œil gauche en martelant sur l'enclume. Il se présente le 29 décembre 1882, la vision est intacte, mais l'œil un peu enflammé. Dans la partie inférieure de la cornée, un peu en dedans se trouve implanté un morceau d'acier de 2 millimètres. Son extrémité antérieure enfoncée dans le parenchyme ne peut être saisie avec des pinces; son extrémité postérieure fait saillie dans la chambre antérieure. Après fixation de l'œil, légère incision de la cornée sur le corps étranger, et application de la pointe de l'aimant qui entraîne avec elle le corps du délit. Celui-ci pesait 1 millig. 3, et avait 2 millim. 3 de longueur sur 1 millim. 5 de largeur. La guérison fut rapide et il ne resta qu'un léger albugo au siège du traumatisme.

OBSERVATION 4

(HIRSCHBERG, cité par PANSIER.)

L..., trente ans, vient me voir le 26 juillet 1883. Son médecin avait essayé sans résultat à vingt-cinq reprises différentes de lui extraire un morceau d'acier implanté dans la cornée; celui-ci, triangulaire, est profondément enfoncé et fait saillie dans la chambre antérieure. L'œil fixé avec une pince, légère incision des couches superficielles de la cornée en dessus du corps étranger et application de l'aimant. Le débris d'acier ainsi extrait pesait 3 milligrammes. Le malade rentra chez lui le même jour.

OBSERVATION 5

(HIRSCHBERG, cité par PANSIER).

Jeune homme de dix-sept ans vient me voir le 18 octobre 1884, souffrant depuis trois semaines d'une inflammation de l'œil survenue à la suite d'une blessure faite par un morceau d'acier détaché du marteau pendant le martelage.

La vision est intacte; iritis intense. Au bord scléro-cornéen du méridien horizontal traînée cicatricielle blanchâtre. A l'éclairage oblique, on voit dans le parenchyme scléro-cornéen un débris d'acier noirâtre dont une des extrémités fait saillie dans la chambre antérieure et vient toucher et irriter l'iris ou le corps ciliaire.

Le 19 octobre, après narcose, on applique l'électro-aimant; l'issue ayant été facilitée par une légère incision des lames de la cornée, on retire le corps étranger avec l'aimant sans vider la chambre antérieure. Guérison en trois jours. Le corps du délit avait 2 millimètres de long, 0 mill. 5 de large et pesait 4 mill. 5.

OBSERVATION 6

(GALEZOWSKI, *Recueil d'ophtalmologie*, 1885, p. 586.)

M. K..., ouvrier serrurier, âgé de trente-deux ans, a reçu un morceau d'acier dans l'œil d'un de ses camarades qui travaillait à une rampe en fer. Dès le lendemain il vint me voir, il ne souffrait pas beaucoup, l'œil était un peu injecté et il y avait de la photophobie. Un morceau de fer se voyait dans l'épaisseur de la cornée. J'y ai fait une incision et j'ai cherché à la déchatonner, mais sans résultat. De plus je voyais l'humeur aqueuse se vider par l'incision, ce qui était pour moi une preuve que le corps étranger faisait saillie dans la chambre antérieure.

Voyant le danger qui pouvait résulter de la chute de ce corps étranger dans la chambre antérieure, j'ai agrandi la plaie avec un bistouri fin, et j'ai essayé de saisir la paillette avec une pince mais cette tentative ayant encore échoué, j'ai approché alors une grosse sonde aimantée de la plaie et j'ai eu la satisfaction de retirer le morceau de fer en dehors. Les suites de l'opération ont été des plus simples; quelques gouttes d'atropine, des compresses froides et la pommade de vaseline ont suffi pour amener la guérison de l'œil.

Hirschberg (*Graefe's Archiv f. Ophtalm.*, 28 oct. 1890), parle de quatorze cas dans lesquels il a extrait un corps étranger métallique des couches profondes de la cornée. Dans cinq de ces cas, le corps étranger pénétrait par son extrémité postérieure dans la chambre antérieure ; dans un autre le corps étranger était long et mince comme un cheveu. Dans tous ces cas il a obtenu d'excellents résultats en se servant de son électro-aimant.

Mac Kenzie (*Ophtalmic Hosp. Reports*, 1897, p. 280), nous donne trois cas pareils de sa pratique.

Jeffries (*Brit. med. Journal*, 1881, I, p. 149) nous en donne encore un.

En général, tous ceux qui ont employé l'électro-aimant nous donnent de nombreux cas de ce genre et sont satisfaits des résultats obtenus.

III. — Corps étrangers métalliques de la chambre antérieure

Si le corps étranger pénètre dans la chambre antérieure, après avoir perforé la cornée, et y séjourne sans troubler l'humeur aqueuse, soit parce que le corps est petit et le traumatisme léger, soit que le coup soit récent ou le corps aseptique et si la chambre antérieure n'est pas vidée, on l'extrait facilement avec les pinces par une incision cornéenne.

Malheureusement les cas ne sont pas toujours aussi favorables. Souvent on trouve l'humeur aqueuse trouble, la chambre antérieure vidée ou le corps étranger enclavé, alors les recherches sont difficiles et même dangereuses. C'est ici que l'aimant montre ses avantages, comme le prouvent les nombreuses observations que nous avons réunies. Quelquefois, si le cas est récent, on peut extraire le corps étranger par la plaie d'entrée encore non cicatrisée, sans faire d'incision à la cornée. Même si la plaie est remplie de lymphe plastique, l'extraction avec un puissant électro-aimant en est peu ou même pas gênée. D'autre part les manœuvres de recherche avec les pinces peuvent faire tomber le corps du délit dans la pupille, ce qui aggrave sérieusement l'extraction.

OBSERVATION 7 (Inédite)

Le 5 février 1898, le malade B... se présente dans le service de M. le professeur Gayet. Le matin même il a reçu un morceau de fer dans l'œil gauche qui a perforé la cornée et s'est logé dans la chambre antérieure.

Le jour même on extrait le corps étranger avec l'électro-aimant de Haab.

Dix jours plus tard il ne persiste plus aucun phénomène inflammatoire. Le malade y voit bien.

OBSERVATION 8

(Hirschberg, cité par Pansier.)

Le 22 octobre 1879, vient me trouver un forgeron qui avait perdu la vue de l'œil gauche à la suite d'une blessure remontant à l'année précédente. La veille un nouveau traumatisme avait atteint cet œil. Au fond de la chambre antérieure était un corps étranger volumineux ; trouble du cristallin de date ancienne ; légère inflammation de l'œil. Je fais à la cornée, à son bord inférieur, une incision comprenant environ un quart du grand cercle. Après avoir tenté inutilement de saisir le corps métallique avec les pinces, j'introduis la pointe de l'électro-aimant et tenant le lambeau cornéen légèrement soulevé, j'extrais un morceau de fer de 20 milligrammes. Guérison rapide.

OBSERVATION 9

(Dubus, thèse de Paris 1888.)

D..., Charles, trente-trois ans, demeurant à Annapes, ouvrier aux ateliers du chemin de fer du Nord, vient à la consultation du docteur Dujardin, le 15 mai 1889 pour une blessure à l'œil droit. L'accident arrivé il y a une heure à peine, est dû à un éclat d'acier qui a pénétré dans l'œil par le milieu de la cornée, suivant le diamètre vertical. A la suite de tentatives faites par un témoin de l'accident pour l'attirer au dehors, l'éclat de métal, tout d'abord engagé entre les lèvres de la plaie, s'est au contraire enfoncé dans l'œil et a tout à fait disparu.

Quand nous voyons le blessé, nous constatons une plaie verticale médiane, divisant la cornée dans toute sa hauteur, plaie dont les lèvres s'entre-bâillent à la moindre pression exercée sur l'œil. Absence de chambre antérieure, opacité complète du cristallin. Le corps étranger ne se voit pas, même à l'éclairage latéral, mais les renseignements donnés par les témoins de l'accident ne laissent aucun doute sur sa présence dans l'œil.

L'électro-aimant de Hirschberg est approché des lèvres de la plaie et aussitôt on arrive à dégager l'éclat d'acier, en commençant par la grosse extrémité.

Pendant les manœuvres, une quantité minime d'humeur vitrée s'écoule par la plaie. Au moment où se termine l'attraction, le blessé accuse une violente douleur (comme si on lui arrachait la tête), et une hémorragie peu importante se produit à l'intérieur de l'œil.

Lavage antiseptique de l'œil et des parties voisines avec l'eau boriquée à 4 p. 100.

Application de glace pendant quarante-huit heures pour prévenir le phlegmon.

Le lendemain, léger chémosis avec exophtalmos assez abondant, pas de tuméfaction palpébrale. Au bout d'une dizaine de jours la chambre antérieure ne contient plus de sang ; l'iris, verdâtre, au lieu de sa couleur bleue naturelle, est adhérent à la plaie cornéenne sur toute son étendue.

Instillation de collyres à l'atropine et à la cocaïne, employés alternativement.

Le 1er juillet, c'est-à-dire six semaines environ après l'accident, la plaie est bien cicatrisée, mais l'œil reste toujours rouge, larmoyant et sensible à la lumière. La reprise du travail ne sera possible qu'après quelques semaines de repos.

OBSERVATION 10

(Hirschberg, cité par Pansier.)

H..., conducteur de train, vient me voir pour la première fois le 6 décembre 1883. Je découvre dans son œil droit, qui ne compte les doigts qu'à deux pieds, un morceau de fer au fond de la chambre antérieure. Inflammation périkératique, légère cicatrice cornéenne avec synéchie antérieure et cataracte. Le patient avait déjà consulté plusieurs spécialistes; aucun n'avait remarqué la présence du corps étranger. En l'interrogeant, je finis par découvrir que trente-deux ans plus tôt, alors qu'il exerçait la profession de serrurier, il reçut un débris d'acier dans l'œil droit. A la suite de cet accident, l'œil resta emflammé un certain temps.

Le 10 décembre, opération sans narcose; incision cornéenne inférieure; après avoir détaché la synéchie, j'introduis l'aimant sans résultat. Iridectomie et nouvelle introduction de l'aimant, la concavité dirigée en bas et en arrière : j'arrive alors à extraire le débris d'acier enfoncé dans le vitré (il pesait 10 milligrammes). Au moment de l'extraction le malade accuse la douleur caractéristique. Le vitré n'était pas ouvert, mais vraisemblablement le corps étranger avait déchiré le ligament suspenseur de la lentille dans la partie supérieure. La guérison se fit rapidement, mais la chambre antérieure, dans sa portion inférieure, était plus étroite. Malheureusement le malade pour ne pas perdre ses droits à la retraite et reprendre ses fonctions hâta mon intervention et le 22 décembre, je lui enlevai son cristallin par une incision inférieure, je n'obtins pas une pupille nette. Je dus lui faire ultérieurement une iridectomie interne avec capsulotomie. Avec un verre de quatre pouces, il comptait, quand il partit, les doigts à quatre pieds; depuis sa vue s'est améliorée.

Galezowski (*Recueil d'ophtalmologie*, 1885, p. 515) donne une observation de corps étranger de la chambre antérieure qu'il a extrait à l'aide de l'aimant.

Hirschberg (*Graefe's Archiv für Opht.*, 28 oct. 1890) donne quatre observations d'extraction de corps étrangers métalliques de la chambre antérieure avec plein succès. Dans trois de ces cas le corps fut implanté d'un côté dans l'iris, de l'autre dans la cornée. En 1883 il a communiqué une autre opération du même genre.

Jameson Evans (*The Lancet*, 27 août 1896, p. 536), deux cas avec bon résultat.

Dubus (thèse de Paris 1888) donne deux observations, dont nous avons cité une plus haut.

IV. — Corps étrangers métalliques de l'iris

L'extraction des corps étrangers implantés dans l'iris, à l'aide de l'aimant, date de 1745. Un anonyme A. D. (cité par Snell dans *Brit. med. Journal*, 17 juillet 1880) ayant échoué l'extraction par d'autres moyens, approche un aimant et extrait le corps étranger de l'iris. Souvent on fait cette extraction par l'iridectomie, en excisant le morceau de l'iris où est implanté le corps étranger. Mais quelquefois cette extraction est rendue difficile par l'inflammation et dangereuse par la possibilité de blesser le cristallin. L'aimant rend l'opération bien plus facile et souvent évite l'iridectomie. Il peut détacher le corps de l'iris et le faire tomber dans la chambre antérieure d'où on l'extrait facilement avec le petit aimant de Hirschberg. Mac Hardy (*Transactions of the Clinical Society*, 1881) a eu même la chance de l'extraire par la plaie d'entrée cornéenne qui commençait à se cicatriser, sans faire d'incision cornéenne. Les observations suivantes montrent largement les avantages et l'utilité de l'aimant dans ces extractions.

OBSERVATION 11 (Inédite)

Le 18 mai 1900 se présente à l'Hôtel-Dieu, dans le service de M. le professeur Gayet, le malade Guillaume C..., âgé de vingt-sept ans, journalier. Il dit que la veille il a été blessé à l'œil gauche, en frappant avec un marteau sur une broche en acier. Un camarade enleva deux éclats de fer, probablement sur la conjonctive bulbaire. Pas de douleur, ni oculaire ni péri-orbitaire. Pas de modification de la vue. Sur la cornée on constate une petite plaie horizontale d'un millimètre. Il y a une iritis légère. On voit sur la face antérieure de l'iris, à la partie moyenne et du côté nasal, un point jaunâtre qui est peut-être le corps étranger. La pupille est déformée.

En approchant l'électro-aimant de Haab, on voit l'iris se soulever comme une tente.

On fait une incision cornéenne du côté interne, puis l'électro-aimant de Haab, appliqué au niveau de la plaie, attire l'iris au dehors. Le corps étranger étant solidement fixé à l'iris, on pratique l'iridectomie. On trouve alors le corps étranger adhérent au lambeau d'iris sectionné.

21 mai. — Pas de douleurs; il n'y a qu'une légère injection conjonctivale de la partie interne.

M. Aurand, chef des travaux à la clinique ophtalmologique de Lyon, qui a fait l'opération et à qui nous devons cette observation, nous a communiqué la note suivante à propos de ce malade.

« *6 juin.* — Le malade C... vint me voir, disant qu'il y voyait beaucoup moins qu'avant l'accident, soit de l'œil blessé, soit de l'œil sain. Il n'y a cependant sur la cornée qu'un néphélion insignifiant.

« Acuité de l'œil droit sans correction : V. = 1/6. A l'astigmomètre de Javal je trouve : sur l'œil droit ± 5 D. d'astigmatisme vertical; sur l'œil gauche 8 D. d'astigmatisme dans l'axe vertical. Il donne pour l'œil droit une acuité de V. = 1/3 par la combinaison suivante : sph. + 4, cyl. + 4, 90°; pour l'œil gauche : V. = 1/8 avec la combinaison suivante : sph. + 4, cyl. + 4, 90°. »

Dans ce cas on aurait pu faire l'extraction sans iridectomie, mais cette extraction aurait été difficile, car, le corps étranger était entouré d'un magma fibrineux qui le fixait solidement. N'extrayant que le corps du délit on aurait laissé dans l'œil le foyer de la suppuration. Voilà pourquoi l'iridectomie, aidée par l'aimant, a semblé préférable.

Cette observation est encore intéressante au point de vue médico-légal. Nous avons vu que la vue a considérablement baissé après l'accident, mais cette diminution de la vue n'est pas causée tout entière par l'accident et l'opération, mais par un astigmatisme fort préexistant, augmenté encore de trois dioptries par l'iridectomie et devenu plus apparent par la brèche irienne.

OBSERVATION 12 (Inédite)

Le 1er décembre 1899, M. Pierre B... arrive dans le service de M. le professeur Gayet. Il raconte qu'il y a dix jours un morceau de fer brûlant a été projeté dans son œil gauche et y est resté. La chambre antérieure est trouble ; on y constate de l'hypohema et un peu d'hypopyon. La pupille est déformée, le sphincter irien paralysé.

Le même jour on extrait le corps étranger avec l'électro-aimant de Haab. C'est une paille longue de 6 millimètres et large de 2 millimètres, sur 1 demi-millimètre d'épaisseur.

OBSERVATION 13

(Galezowski, *Recueil d'ophtalmologie*, 1885, p. 517.)

Corps étranger implanté dans l'iris. — Extraction avec l'aimant.

M. Jean R... vingt-trois ans, mécanicien, demeurant à Paris, était occupé à perforer le cercle d'une roue de fer pour la boulonner lorsque l'instrument perforant en acier (fraise) se brise et un éclat vient frapper l'œil droit. L'accident arrive le 5 mai à deux heures de l'après-midi. A trois heures le malade se présente à la consultation. Sur le bord pupillaire externe droit et au niveau du diamètre horizontal on aperçoit un petit corps brillant, implanté dans l'iris. A peu près vers le centre cornéen on aperçoit le point par où il est entré. En effet, on constate une tache blanche presque linéaire ayant une longueur de 2 millimètres environ. La plaie est déjà en coaptation parfaite et à la lampe on n'aperçoit aucun suintement de l'humeur aqueuse. La chambre antérieure est d'ailleurs reconstituée et a à peu près les mêmes dimensions que dans l'autre œil. La pupille est normale comme grandeur, et ses mouvements, quoique un peu plus lents que du côté opposé, sont parfaitement visibles quand on met le malade en face de la fenêtre.

Le cristallin est transparent dans toutes les parties visibles et la capsule ne présente aucune solution de continuité. Le corps étranger est donc arrêté à l'iris. D'ailleurs nous en avons une preuve nouvelle dans les mouvements pupillaires qui se font, avons-nous dit, très régulièrement, ce qui n'existerait pas si le morceau d'acier avait pénétré dans le cristallin, car il maintiendrait l'iris fixé contre la plaie capsulaire.

Pour l'extraire, on fait avec le couteau de Graefe, à la partie supérieure et externe, une plaie d'un centimètre et demi environ. Aussitôt, avec la sortie de l'humeur aqueuse, l'iris se projette dans la plaie. On introduit alors l'aimant entre les deux lèvres de la cornée. En l'approchant on voit l'iris se porter fortement en dehors. C'est le corps étranger qui, coiffé par l'iris, et attiré par l'aimant, produit ce mouvement de propulsion. A l'aide de l'aimant on refoule légèrement l'iris de dedans en dehors et on décoiffe le corps étranger qui vient se porter contre l'aimant et se trouve retiré au dehors. On refoule ensuite l'iris dans la chambre antérieure à l'aide d'un stylet et on instille l'ésérine ; la réduction est complète. Ajoutons que pour faciliter l'opération on avait préalablement instillé la cocaïne.

Quant au corps étranger, c'était un morceau d'acier, débris de l'instrument perforant, sa forme est triangulaire et sa hauteur d'un millimètre. Les bords taillés à pic sont irréguliers.

OBSERVATION 14

(Mac Keown, *Dublin Jour. of med. sciences*, 1876) (Yvert)

James M. D... vint à l'hôpital le 14 mars dernier. La veille un morceau de fer avait pénétré dans l'œil droit. Il y avait une très petite plaie de la cornée ; la pupille était régulière mais contractée. Dans le segment inférieur de l'iris, et près de la marge pupillaire, il y avait une irrégularité de surface, paraissant être un corps étranger implanté dans l'iris. Un aimant fut approché de la cornée, mais sans la toucher ; en le maintenant ainsi pendant quelques secondes, la portion de l'iris suspecte s'avança vers la cornée ; et en portant l'aimant dans différentes directions, la pupille changea de forme et de position suivant les mouvements de l'aimant. La preuve était concluante, je fis une petite incision à la cornée, en dehors de la position du corps étranger, et j'introduisis une aiguille aimantée dans la plaie. Immédiatement le segment de l'iris contenant le corps du délit fut entraîné à travers la plaie, et l'opération fut complétée par son excision avec des ciseaux. Le fragment de métal était petit. Le patient quitta l'hôpital le lendemain, l'œil étant dans les meilleures conditions. La plaie était réunie, et il n'y avait ni douleur, ni signe d'inflammation.

OBSERVATION 15

(MAC KEOWN, *Brit. Med. Journal*, 5 mai 1878 ; *Lancet*, 24 août 1877, citée par YVERT.)

Dowson B... âgé de vingt-quatre ans, ouvrier forgeron, vint me trouver à l'hôpital, le 16 janvier 1877. Il me raconta que trois jours auparavant son œil droit avait été blessé par une particule métallique ; je remarquai que l'iris était réuni au cristallin, à la partie externe de la pupille par un exsudat récent, et qu'il y avait au même point une opacité limitée de cette lentille. Là se trouvait un petit éclat métallique fixé au niveau de la synéchie pupillaire. Je fis une section limitée de la cornée à une certaine distance de la pupille et plus excentrique ; j'introduisis une pince à iridectomie et je saisis le corps étranger avec une petite portion d'iris ; mais, la particule s'échappa et glissa hors de ma portée. Fort heureusement j'avais prévu l'événement et j'avais eu soin de tenir à ma disposition une aiguille aimantée. Je l'introduisis dans la plaie, et la particule métallique fut immédiatement attirée et extraite. Le patient resta en observation jusqu'au 16 février. L'opacité du cristallin resta limitée à la partie blessée. Je pensai que la blessure de la capsule était oblitérée par la lymphe et cicatrisée. Je n'ai ni vu, ni entendu parler du patient depuis.

OBSERVATION 16

(HIRSCHBERG, cité par PANSIER.)

Un homme de vingt-neuf ans, frappant de l'acier sur de l'acier, reçoit le 29 février 1882, un débris métallique dans l'œil droit. Il continue à travailler, mais le soir son œil était très enflammé. Il vient me trouver le 2 mars. La vision est réduite à 1/20 ; sur la cornée, un peu en haut, trace du passage du corps étranger sous forme de cicatrice blanche. L'iris est enflammé, un flocon de pus occupe le fond de la chambre antérieure. Un peu en dessus de la partie supéro-interne du bord pupillaire est enfoncée dans l'iris une paillette d'acier de cinq millimètres de long. Son extrémité libre a un éclat métallique ; toute la partie de l'iris avoisinant le point d'implantation est recouverte d'un exsudat. Pas de troubles cristalliniens.

Le malade ne pouvant pas rester à la clinique ce jour-là, je fis un simple pansement. La pupille fut ensuite dilatée par l'atropine afin de savoir si le corps étranger avait blessé la capsule du cristallin, et si la formation d'une cataracte n'était pas à craindre.

Le lendemain, 3 mars, soit soixante-dix heures après l'accident, je procédai à l'opération. L'inflammation, le trouble de la chambre antérieure avaient augmenté ; l'hypopyon était comme la veille. Le corps étranger semblait entouré d'un flocon purulent.

Incision cornéenne supéro-interne de huit millimètres de longueur ; introduction de l'aimant qui ramène le corps étranger. Une légère portion de l'iris qui s'était engagée dans la plaie est excisée. La guérison fut rapidement obtenue. Le cristallin est resté transparent ; le malade lit de petits caractères. La parcelle métallique avait 5 millimètres de long sur 1 de large ; elle pesait 15 milligrammes.

Nous aurions pu ajouter encore 15 observations pareilles, toutes avec bon résultat.

Mackenzie (*Ophtalmic Hosp. Reports*, 1897, p. 280) nous fournit six observations de sa pratique,

Leber (*Archiv für Opht.* 1896, p. 242) relate une extraction de ce genre.

Jameson Evans (*The Lancet*, 1896, p. 536) communique un autre cas. Après avoir extrait le corps étranger à l'aide de l'aimant, il refoule l'iris hernié et obtient une guérison parfaite avec une pupille normale.

Hirschberg (*Graefe's Archiv für Opht.* octobre 1880) donne sept observations pareilles, avec bon résultat.

. . . .

V. — Corps étrangers métalliques de la région ciliaire

On sait quelle importance a la région ciliaire dans les affections de l'œil. Son inflammation, surtout la cyclite suppurative, est un grand danger pour l'œil atteint, ainsi que pour l'autre œil, grâce à l'ophtalmie sympathique. Celle-ci est la conséquence moins de la présence du corps étranger lui-même, car on a vu des cas où il est resté des années dans les procès ciliaires sans produire d'inflammation, mais de l'infection microbienne. La structure anatomique de cette région nous permet de comprendre facilement cette grave complication, soit par la névrite ciliaire, comme on l'admet en général, soit par la migration des microbes, comme le veut Deutschmann. Ayant en vue la gravité du cas, il faut intervenir le plus tôt possible.

OBSERVATION 17 (Inédite)

Le 14 février se présente à l'Hôtel-Dieu, dans le service de M. le professeur Gayet, le malade M..., âgé de quarante-six ans, employé. Il raconte qu'il a reçu il y a cinq jours, un éclat de pierre dans l'œil gauche. Il frappait avec une pioche sur des pierres et prétend que c'est bien un morceau de caillou qui l'a frappé et non un morceau de fer. Ce n'est que le lendemain soir que la vision a commencé à disparaître.

A l'examen on trouve la conjonctive hyperémiée. La cornée présente une plaie d'entrée longue de 3 millimètres, située en bas en dehors, au niveau du limbe scléro-cornéen. Hypopyon. L'iris est jaunâtre. La pupille se dilate par l'atropine, mais elle est remplie d'exsudat blanc jaunâtre, ayant la forme d'une pastille encadrée d'une bande noire.

On fait l'exploration à l'électro-aimant de Haab, qu'on applique au niveau de la plaie cornéenne. Le malade ressent bien une vive douleur, mais on n'aperçoit pas de corps étranger. M. Aurand entr'ouvre alors la plaie cornéenne au couteau de Graefe; en approchant l'aimant de Haab, on provoque une vive douleur sans faire sortir encore de corps étranger. La plaie est alors agrandie et la troisième approche de l'aimant amène un fragment d'acier de 4 millimètres de longueur sur 2 millimètres de largeur. Le corps étranger est suivi d'un prolapsus de l'iris et d'une légère issue du corps vitré. On fait l'excision de l'iris et du vitré au ras de la plaie. On fait ensuite une injection sous-conjonctivale de sublimé à 1/1000 de 1/4 de seringue.

15 février. — Il y a toujours un peu d'exsudat dans la chambre antérieure, mais l'exsudat pupillaire a diminué. Il persiste un léger filament de corps vitré qui est sectionné à la pince-ciseau de Wecker.

21 février. — On instille de l'atropine. Les exsudats jaunes ont presque complètement disparu. La chambre antérieure devient transparente.

30 avril. — M. Aurand a vu le malade et nous a communiqué la note suivante:

« Le malade ne souffre plus, l'œil n'est plus rouge, la cornée et la chambre antérieure sont parfaitement transparentes. Léger trouble cristallinien avec trouble du vitré. Impossible de voir la pupille. Le malade peut distinguer seulement les doigts du côté gauche du champ visuel. L'acuité visuelle de l'œil droit: $V = 1$, avec hyperopie $+ 1$. »

Le résultat peu satisfaisant tient, dans ce cas, à ce que le malade s'est présenté trop tard, cinq jours après l'accident. A ce moment il y avait déjà une pleine poussée d'irido-cyclite grave.

OBSERVATION 18

(Galezowski, *Recueil d'ophtalm.* 1885, p. 589.)

M. L... Eugène, trente et un ans, bijoutier, en frappant avec un marteau, voit son outil se briser et il en reçoit un morceau dans l'œil gauche, le 5 août 1885. Le corps étranger vint s'implanter dans l'angle interne sur la sclérotique à la hauteur du méridien horizontal de l'œil et à trois millimètres de la cornée. Il s'en est suivi une hémorragie assez intense et une ecchymose sous-conjonctivale. Le lendemain le malade se présente rue Dauphine. Tout son œil a une teinte rouge noir foncé, produite par l'épanchement sanguin sous-conjonctival. Sur le diamètre horizontal et à 3 millimètres en dedans de la cornée, on voit une petite plaie triangulaire béante. Si l'on introduit un stylet, on ne sent pas de plan résistant, fourni par le corps étranger qui ne forme aucune saillie en dehors de la sclérotique. On prescrit l'atropine en instillation et la pommade de vaseline.

Le lendemain on se dispose à l'extraction du corps étranger. Préalablement, avec le bistouri, l'on agrandit l'ouverture de la plaie conjonctivale et on écarte de chaque côté les bords, de façon à donner un passage plus facile au morceau d'acier. Cela fait, on introduit la pointe de l'aimant dans la plaie scléroticale et en le retirant on trouve à son extrémité le corps étranger de forme triangulaire et ayant un millimètre et demi de long.

Les suites ont été des plus simples. On continua l'usage de l'atropine et de la vaseline. Trois jours après, la plaie était cicatrisée par première intention, et l'ecchymose, pour disparaître totalement, a mis environ quinze jours.

L'œil a guéri complètement, en recouvrant la netteté parfaite de l'acuité visuelle.

VI. — Corps étrangers métalliques du cristallin

Quelquefois le corps étranger peut rester des années dans le cristallin, sans produire aucun trouble de la vision. Ainsi dans le cas de Galezowski *(Recueil d'ophtalmologie,* 1885, p. 591) il est resté plus de huit ans sans produire un trouble quelconque. Ces cas sont malheureusement trop rares ; en règle générale le corps étranger produit des phénomènes inflammatoires et la cataracte consécutive.

L'extraction avec les pinces à travers une plaie cornéenne est incommode et dangereuse, car on peut faire tomber le corps étranger dans les procès ciliaires où il peut produire des phénomènes inflammatoires sérieux et même l'ophtalmie sympathique, ce qu'on évite en employant l'aimant. Si le corps étranger est logé dans les couches profondes du cristallin, on applique le puissant électro-aimant de Haab, qui le ramène dans la chambre antérieure, d'où on le retire par une incision cornéenne, soit avec le même aimant, soit en introduisant la pointe du petit électro-aimant de Hirschberg. Puis on laisse mûrir la cataracte, qu'on opère à son temps. Hirschberg conseille l'emploi d'une aiguille à cataracte magnétisée, avec laquelle il a eu de bons résultats.

OBSERVATION 19

(Hirschberg, cité par Pansier.)

Le 28 décembre 1882, un ouvrier, âgé de trente ans, se présente accusant depuis quelques jours une diminution de la vision de l'œil gauche. Cet œil compte à peine les doigts. Le cristallin est opaque surtout dans sa portion interne; on aperçoit dans la capsule antérieure, vers le bord inféro-externe de la pupille, un morceau de fer que la pupille recouvre quand elle se contracte. En dessus du corps étranger, cicatrice cornéenne blanchâtre, linéaire.

30 décembre. — Opération. Il s'agissait d'éviter toute hémorragie qui aurait pu cacher le corps étranger, et de parachever l'opération avec le même instrument de façon que la chambre antérieure ne se vide pas. Je magnétise donc un couteau à cataracte en l'approchant de la pointe de l'électro-aimant et je ponctionne en haut et en dedans vers le bord de la pupille dilatée. A travers la capsule je dirige la pointe de l'instrument vers le corps étranger. Celui-ci est immédiatement attiré par la lame magnétique et extrait avec quelques masses cristalliniennes à travers la porte d'entrée un peu agrandie. Soit par massage à travers les paupières, soit par la curette de Graefe, je fis sortir les masses cristallines; j'obtins une pupille noire et un excellent résultat visuel.

OBSERVATION 20

(Mac Hardy, *Brit. med. Journ.*, 26 mars 1882) (Yvert.)

David B..., âgé de trente et un ans, employé dans une scierie à bois, se présenta à moi au Royal ophtalmic Hospital du Sud, à la suite d'une blessure de l'œil gauche causée par un fragment ou de tôle ou de marteau, avec lequel il frappait cette matière.

Je le vis, pour la première fois, le 4 juillet 1877, vingt-quatre heures après l'accident, lorsqu'un commencement d'iritis était indiqué par une légère injection de la région ciliaire et par une décoloration modérée de l'iris. Un trouble d'une portion de la cornée, au-dessous et en dehors du centre, indiquait le point par lequel avait eu lieu la pénétration. Avant d'avoir dilaté la pupille, on ne voyait aucune opacité cristallinienne, rien d'anormal dans l'humeur vitrée. La tension était naturelle ; il y avait une sensibilité insignifiante à la pression. Le blessé nous raconte que l'œil était beaucoup mieux que la nuit précédente et qu'il ne voulait pas rester à l'hôpital. Aussi je lui prescrivis quelques gouttes d'atropine (deux grains pour une once) et lui conseillai de conserver l'œil fermé jusqu'au lendemain, jour où il reviendrait me voir.

5 juillet. — Le patient me dit n'avoir pas souffert dans l'œil. La congestion avait diminué depuis la veille. La pupille était largement dilatée, la vision égale 20/40 ; la surface de la cornée était à peu près normale, mais il existait une opacité brillante pointue, évidemment un fragment de métal, sur la surface antérieure du cristallin, au-dessous et en dehors du centre. La lentille était complètement transparente excepté dans la petite étendue occupée par le corps, environ 1/4 en largeur et 1/5 en longueur du diamètre cornéen. Le corps étranger placé dans la direction du méridien inférieur et interne de la cornée, avait son extrémité périphérique plus rapprochée du bord de la pupille dilatée que l'autre ne l'était du centre, position qui expliquait très bien pourquoi il était passé inaperçu avant l'emploi de l'atropine.

Ne voulant pas m'aventurer précipitamment avec un cas pareil, je prescrivis au patient le repos le plus absolu, je le pris à l'hôpital et je continuai l'usage de l'atropine. D'après la position du corps étranger il était presque certain, si on le laissait, que tôt ou tard il tomberait derrière l'iris et aboutirait à la destruction de l'un ou des deux yeux : par conséquent, son extraction était indispensable, je songeai à la possibilité d'une blessure de la capsule, malgré la transparence du cristallin, car il se pouvait que le fragment par sa présence, bouchât la blessure du cristallin et empêchât l'accès de l'humeur aqueuse. Mais je n'étais pas certain que la capsule fût assez endommagée pour causer la production d'une cataracte. Il me répugnait de soumettre l'œil aux dangers qui réultent de l'extraction du cristallin transparent à l'aide de la curette et il se pouvait qu'on ne retirât pas ainsi le corps étranger.

La grande difficulté était de le conserver en vue pendant les tentatives faites pour le déloger et le saisir avec des pinces ; car si, consécutivement à son extraction, le cristallin devenait opaque, il serait impossible de savoir s'il faudrait en rapporter la cause à la blessure primitive ou aux manœuvres opératoires.

En présence de ces difficultés, il me vint à l'idée qu'une spatule aimantée répondait parfaitement aux exigences de la situation : je pourrais en effet saisir l'éclat et l'entraîner à la seule condition que la tige de cet instrument pourrait boucher l'ouverture faite à la cornée et prévenir ainsi la sortie de l'humeur aqueuse et le rétrécissement de la pupille. Ces conditions pouvaient être également bien remplies par un aimant permanent ou par un électro-aimant ; mais avec le premier je craignais de voir le corps étranger blesser la capsule en se précipitant sur l'aimant au moment de son approche. A ce point de vue, un électro-aimant me semblait bien préférable car il pourrait être approché du corps étranger avant l'établissement du courant ; et cette puissance d'attraction pouvait être interrompue à volonté de sorte qu'aucune position dangereuse du fragment n'était à craindre avant que l'extraction ne fût commencée. MM. Weiss firent une spatule électro-magnétique spéciale qui mise en communication avec six couples de la batterie de Smee sembla remplir parfaitement les indications.

L'instrument se compose d'une pièce droite de fil doux de 4 millimètres de diamètre ayant une de ses extrémités sur une longueur de 5 millimètres recourbée de manière à former une spatule de dimensions parfaitement régulières, à pointe unie émoussée et plate. La tige est entourée sur une étendue de 3 centimètres environ de six couches de fil de cuivre très fin. Cet instrument, quand il fut mis en communication avec la batterie dont j'ai parlé plus haut, souleva avec la pointe de la spatule, un clou en fer de 3/4 de pouce.

Je racontai toutes ces particularités à mon collègue M. Brudonel Carter, qui voulut bien voir le cas avec moi et qui me fit remarquer qu'avant d'introduire la spatule, il serait bon d'essayer quelle traction pourrait bien exercer un aimant puissant, placé près de la cornée, en avant du corps étranger : idée tellement pratique que je frémis de penser qu'elle ne me soit pas venue plus tôt.

6 juillet. — Le patient étant assis sur une chaise, je mis devant sa cornée un puissant électro-aimant (long d'une dizaine de pouces et du diamètre d'un pouce, entouré de quatre couches de gros fils isolés et réunis à deux éléments de Grave) et graduellement j'approchai un des pôles de l'œil, jusqu'à ce que, quand il fut environ à quatre pouces, le fragment se précipita du cristallin sur la face interne de la cornée. L'aimant éloigné le morceau de fer tomba dans la chambre antérieure. Le patient fut alors placé sur un lit; l'éther administré, une incision fut faite, au travers de laquelle le corps étranger sortit. Un petit morceau d'iris qui faisait hernie fut excisé.

Aussitôt après l'extraction du fragment métallique on vit à la surface du cristallin une opacité juste de ses dimensions ; il devenait à peu près certain qu'une cararacte complète surviendrait: c'est ce qui arriva ; le cristallin blessé subit l'absorption sans réaction inflammatoire. L'atropine fut employée jusqu'à la disparition complète de la cataracte ; alors le blessé avait une vision normale à distance avec un verre convexe de douze dioptries et lisait le numéro 1 de l'échelle de Jaeger avec un verre de quinze dioptries.

OBSERVATION 21

(Samelsohn, *Berl. klin. Woch.*, 1er nov. 1880, résumée par Yvert.)

Il s'agit d'un forgeron ayant reçu, quarante heures auparavant, un éclat de son ciseau en acier dans l'œil droit; il continua à travailler jusqu'au lendemain soir, époque à laquelle apparurent les premiers troubles morbides. Chémosis considérable, cyclite intense. Plaie récemment agglutinée, longue de 7 millimètres, traversant horizontalement la cornée à mi-hauteur. Intégrité de l'iris à peine enflammé. Déchirure de la capsule cristallinienne antérieure, parallèle à la plaie de la cornée, mais à deux millimètres au-dessus; hernie partielle du cristallin, siège d'une cataracte traumatique. Aucune apparence de corps étranger dans le cristallin. L'œil blessé distingue à peine les doigts à la distance de 30 centimètres.

Samelshon, incertain du siège exact du corps étranger, songe à employer l'électro-aimant, à titre d'instrument explorateur tout d'abord. Il l'introduit par la plaie cornéenne réouverte avec un bistouri boutonné de Weber. Après quelques essais, il parvient à extraire ainsi le corps étranger constitué par un fragment d'acier, long de 6 millimètres, épais de 2 millimètres, et offrant en petit la même configuration que l'extrémité pointue d'une faux, dont la base aurait 2 millimètres de large. La guérison s'opéra rapidement, mais l'œil ne récupéra pas davantage de vision; le corps vitré est le siège de nombreuses opacités.

Nous pourrions ajouter encore dix observations concluantes d'extractions de ce genre, couronnées de succès:

Deux de S. Snell (*Brit. med. Journal*, 1881, I, p. 843); encore une du même auteur (*The electro-magnet and its employment in the ophtalmic surgery*, 1883, London);

Une de Hirschberg (*Berl. klin. Woch.* 1898, p. 1043).

Encore deux du même (*Graefes Arch. für opht.*, 1890); dans une de ces observations le corps étranger est resté dix-sept ans dans le cristallin et a produit sa résorption complète;

Une observation de Bronner et Appleyard (*Brit. med. Jour.*, 1881, I, p. 595);

Une de Jameson Evans (*The Lancet*, 27 août 1896, p. 537);

Une de Mackenzie (*Opht. Hosp. Records*, 1897, p. 280);

Une de Samelsohn (*Berlin. klin. Woch.* 1er novembre 1881).

VII. — Corps étrangers métalliques du corps vitré

Dans ces cas l'aimant est l'unique moyen d'extraction. En vain nous avons cherché dans les littératures médicales française et étrangères un seul cas d'extraction de corps étranger du vitré avec conservation d'une trace de vision avant l'emploi de l'aimant. Nous n'avons trouvé que la perte constante de l'œil blessé et souvent des deux yeux, grâce à l'ophtalmie sympathique. Écoutons plutôt quelques auteurs compétents.

Dower (*St-Barthel. Hosp. Reports*, vol. X et XI) et Lowson (*The Lancet*, mars, 1875) conseillent l'énucléation quand un corps étranger pénètre dans le vitré. Zander et Geissler (*Monographie uber Verletzungen des Auges*, 1864, p. 213) donnent le même conseil peu consolant. Wurdemann, avant l'emploi de l'aimant, sur 24 cas eut 24 pertes complètes de l'œil ; plus tard, avec l'aimant, sur 37 cas il eut seulement 24 insuccès. Hirschberg (*Arch. fur Ophtalmologie*, 1890, 3, p. 38) nous dit que dans ces cas, personne, avant l'aimant, n'a pu conserver une trace d'acuité visuelle. Lui-même en dix ans a perdu l'œil 100 fois sur 100. En employant l'aimant, en dix ans il a eu 4 fois conservation d'une acuité visuelle bonne et même normale ; 3 fois conservation d'une faible acuité visuelle (les malades vus plusieurs années après)

(1) Ces quatre auteurs sont cités par Pansier (*Électrothérapie oculaire*).

et 6 fois conservation du globe oculaire au point de vue esthétique. Galezowski (*Recueil d'ophtalmologie*, 1885) sur 31 extractions a obtenu 18 succès de valeur différente. Mac-Kenzie (*Ophtalm. Hosp. Reports*, 1897, p. 274) a eu 8 conservations d'acuité visuelle sur 28 extractions. Bjerrum (*Bibliothek for Laeger*, 1899, p. 369) sur 9 cas obtient 3 résultats excellents et 3 conservations du globe oculaire. Pansier (*Électrothérapie oculaire*, 1896), à l'ouvrage duquel nous avons largement puisé, réunit plusieurs statistiques et arrive au total de 377 tentatives d'extraction. « Dans 203 cas seulement, soit 66,85 p. 100, on réussit à extraire le corps du délit. Dans 125 cas, soit 32,16 p. 100, toute tentatives d'extraction resta infructueuse et la perte de l'organe fut complète. L'acuité visuelle a été conservée dans 103 cas, soit 27,32 p. 100 de toutes les tentatives ou 40,87 p. 100 des extractions. Le globe fut conservé sans vision dans 45 cas, soit 12 p. 100 de toutes les opérations, ou 17,9 p. 100 des tentatives suivies d'extraction. Dans 109 cas le résultat de l'intervention fut nul. »

On voit qu'à l'impuissance absolue de l'ancienne méthode, l'aimant oppose de bons résultats.

Dixon (*Ophtalmic Hosp. Reports*, 1858, p. 282) fut le premier à extraire un corps étranger du vitré en employant l'aimant. Mais c'est Mac Keown qui a eu le mérite (en 1873, quinze ans plus tard) d'introduire la pointe de l'aimant dans le corps vitré et d'en extraire ainsi un corps étranger. Depuis les observations avec de bons résultats ne manquent pas, comme on le voit d'après celles que nous avons pu réunir.

Le corps étranger pénètre dans le vitré soit par la

cornée, puis l'iris ou la pupille en traversant le cristallin, soit par la sclérotique. Quand il traverse le cristallin, en général il ne le traverse pas en ligne droite, mais il fait un contour et ne rentre dans le corps vitré que par la partie périphérique du cristallin. Il peut se loger dans n'importe quel endroit du vitré, cela dépend de la force et de la direction. Une fois dans le vitré, il peut se fixer ou même s'enkyster (ce qui est, cependant, rare), mais souvent il a une tendance à descendre vers les parties déclives et se loger dans les parties inférieures du corps vitré ou même dans la rétine et la choroïde.

S'il est septique, il produit vite une suppuration, car le corps vitré paraît être un bon milieu de culture pour les microbes. S'il est aseptique et petit, il peut rester longtemps sans produire de trouble ni du vitré, ni même de la vision à part un petit scotome du champ visuel ; tout cela grâce à la structure spéciale, privée de vaisseaux, du corps vitré. Ainsi un corps étranger est resté vingt ans dans le cas d'Auger, sans produire un trouble quelconque ; de seize à dix-neuf ans dans plusieurs cas de Hirschberg ; six ans dans un cas de Galezowski.

Mais en général le corps étranger du vitré produit vite une réaction inflammatoire et souvent une suppuration circonscrite ou généralisée. Même dans les cas rares de long séjour inoffensif, il finit par tomber sur la rétine et produit une vive inflammation. Les statistiques nous ont montré que l'aimant ne réussit pas toujours à conserver la vision ni même le globe oculaire. Cela dépend des désordres produits par le traumatisme, et de la réaction de l'œil. Le volume du corps étranger, son état septique et le temps qu'il a séjourné dans le corps vitré ont une grande influence sur le résultat final de l'opération. Même aseptique, le fer peut produire, par son oxydation, une réaction inflammatoire et même une suppuration. mais dans ce pus on ne trouve pas de microbes (LEBER, *Archiv für Ophtalmologie,* 1884, p. 243). L'application de l'aimant est indiquée presque dans tous les cas, car si on ne réussit pas à conserver une acuité visuelle quelconque, on peut conserver le globe oculaire au point de vue esthétique, ce qui est déjà une grande satisfaction.

OBSERVATION 22 (Inédite)

Le 27 août 1896, se présente à la clinique de M. le professeur Gayet le malade Antoine B..., âgé de quarante-six ans, journalier à Lyon.

En travaillant le fer, le malade en a reçu un éclat dans l'œil droit. Il dit qu'il s'est écoulé à ce moment de son œil un liquide clair. A l'examen, les paupières de l'œil sont rouges et œdématiées. On constate une légère injection sous-conjonctivale et de l'épiphora. Le globe est tuméfié, la pression est douloureuse; les mouvements sont limités. La cornée présente une plaie verticale coupant la pupille suivant son diamètre, elle n'atteint le limbe de la cornée ni en haut, ni en bas et en reste distante d'un millimètre environ de chaque côté. La chambre antérieure est diminuée. La pupille est déformée, allongée, de forme ovalaire, à grand diamètre incliné de haut en bas et de dedors en dedans. L'iris est pâle et enclavé légèrement entre les lèvres de la plaie. Le cristallin est cataracté. L'acuité de l'œil droit est nulle.

28 août. — On cherche avec l'aimant la place du corps étranger par-dessus la conjonctive. Le malade accuse une violente douleur.

29 août. — La région douloureuse hier ne l'est plus. On fait au couteau la kératotomie du côté externe, puis on pratique l'iridectomie qui ne peut se faire classiquement, car le cristallin, commençant à s'opacifier, a des tendances à sortir par la plaie et repousse l'iris qui se ratatine du côté du limbe. On extrait le cristallin et on va à la recherche du corps étranger à l'aide de la petite pointe de l'aimant. Mais en plongeant cette pointe dans le corps vitré du côté externe, on n'a aucun résultat. On essaie de l'introduire par-dessous la cornée horizontalement du côté interne et aussitôt on retire au bout de l'aimant une parcelle de fer, volumineuse, présentant la forme d'un carré de 5 millimètres de côté, avec des aspérités. Au courant de l'opération on constate que le corps vitré commence à se ramollir. On fait un pansement de cataracte.

3 septembre. — On défait le pansement. L'œil va bien, seulement il y a une masse cristallinienne qui gène la vision.

5 septembre. — L'état du malade est toujours bon ; le malade aperçoit les doigts. Pansement double et repos.

10 septembre. — Il y a un peu de panophtalmie, de l'œdème des paupières et une injection conjonctivale intense.

20 septembre. — Depuis dix jours, pansement sur l'œil droit seul. Le malade voit passer sa main. Au niveau de la plaie verticale de la cornée il persiste une infiltration grisâtre de la cornée, obstruant la pupille ; l'iris est soulevé en forme de tente sans cependant adhérer à la cornée.

Nous avons vu le malade le 22 juin 1900, quatre ans après l'opération. L'aspect de l'œil est normal, la tension aussi. Sur la cornée nous avons constaté une opacité d'un blanc nacré, de forme grossièrement triangulaire, dont la pointe cache partiellement la pupille qui est déformée. Impossible de voir le fond de l'œil, grâce au cristallin cataracté. A la base de l'opacité triangulaire qui occupe le quadrant supéro-externe, sur le limbe scléro-cornéen, on constate une petite tache rouge bien plus foncée. L'iris est un peu décoloré. L'œil sain a conservé son acuité visuelle normale.

OBSERVATION 23 (Inédite)

Le 17 février 1899, le malade H. B..., serrurier, âgé de dix-sept ans, se présente dans le service de M. Gayet. Il a reçu un éclat de fer dans l'œil droit ; le corps étranger a passé par une plaie scléro-cornéenne. On applique le petit aimant de Hirschberg, mais on n'obtient aucun résultat. On applique alors le grand électro-aimant de Haab avec lequel on extrait immédiatement le corps étranger.

20 février. — État satisfaisant.

Acuité visuelle de l'œil droit : V = 1/6 ; celle de l'œil gauche : V = 1,8.

OBSERVATION 24 (Inédite)

Le 13 juin 1899, vient dans le service de M. le professeur Gayet le malade P..., forgeron, âgé de vingt-neuf ans.

Dans la journée il a reçu dans l'œil droit un morceau de fer qui a pénétré d'avant en arrière et un peu de bas en haut à une profondeur d'environ 2 centimètres. En approchant le grand électro-aimant de Haab, on extrait le corps étranger, qui fut suivi d'un peu de corps vitré. Cataracte consécutive survient presque immédiatement.

20 juin. — On fait la kératotomie et on enlève le cristallin à la curette.

27 juin. — La vue est bonne.

31 juillet. — A l'éclairage oblique on voit des opacités capsulaires dans la moitié externe du champ pupillaire. Cependant le malade peut lire l'heure à une montre placée à 20 centimètres avec un verre convexe.

7 août. — M. le Dr Aurand, chef des travaux à la clinique, a examiné le malade et a bien voulu nous communiquer les détails suivants :

Le malade présente sur l'œil droit une cicatrice cornéenne blanchâtre un peu vascularisée près de la partie inférieure, au niveau du limbe.

Synéchie antérieure de l'iris au niveau de la cicatrice.

Ouverture de la capsule en dedans de la pupille. La moitié externe de la pupille est recouverte par la capsule antérieure.

L'acuité visuelle de l'œil droit : V = 1/6 avec + 13 D ; de l'œil gauche : V = 1.

OBSERVATION 25 (Inédite)

Le 27 décembre 1899 vient dans le service de M. le professeur Gayet le malade M..., âgé de vingt-neuf ans. Il raconte qu'il y a trois jours, en cassant de la glace, il fut frappé à l'œil droit par un éclat de pierre. Le malade affirme avoir vu très nettement le morceau de pierre arriver à son œil. Il y eut une hémorragie assez forte et le malade ne perdit pas la vue, mais vit tous les objets avec une teinte rougeâtre.

On constate une perforation de la sclérotique à l'œil droit, du côté nasal et à la partie supérieure. Dans le cristallin on voit un dépôt de tractus provenant de la chambre postérieure. Le fond de l'œil est difficile à éclairer.

27 décembre. — Injection sous-conjonctivale de sublimé.

28 décembre. — On fait encore une injection.

On fait l'exploration avec l'aimant et l'on trouve que contrairement au dire du malade, c'est un éclat métallique qui est dans l'œil. Sous l'influence de l'électro-aimant de Haab, l'iris est soulevé en bas et en dehors et il se produit une hémorragie dans la chambre antérieure ; cette hémorragie a lieu à la place qui était occupée par une petite synéchie antérieure. On fait une incision méridienne de 4 millimètres, une petite iridectomie et le corps étranger vient facilement par l'électro-aimant. C'est un éclat métallique de la grosseur d'un grain de millet, taillé en biseau.

OBSERVATION 26 (Inédite)

Le malade G..., âgé de quarante-quatre ans, se présente à la clinique ophtalmologique de Lyon le 4 décembre 1899. Il raconte qu'en cassant des pierres avec une broche, il a reçu dans l'œil gauche un éclat de pierre; cela se passait il y a un mois. Rapidement la conjonctive de l'œil s'enflamma; le malade commença à souffrir, enfin la vue se troubla.

A l'examen on constate: la conjonctive bulbaire très enflammée, très vascularisée; pas de chémosis. Le globe est douloureux à la pression. La cornée est un peu trouble, avec une légère plaie à la partie externe, tout près du limbe scléro-cornéen. Cristallin tendant à se cataracter.

7 décembre. — On fait l'exploration avec l'aimant parce que malgré les dires du malade on soupçonnait une paille de fer. En effet, le malade ressent une douleur au bord externe du limbe quand on présente l'aimant; l'iris se déforme comme refoulé vers la cornée.

Une incision portant sur la cornée et l'iris au côté externe du limbe permet l'extraction à l'aimant d'une paille de fer, grande comme un grain de millet et à forme pyramidale triangulaire.

On laisse le cristallin se cataracter et on ne fait que panser soir et matin en mettant de l'atropine.

OBSERVATION 27 (Inédite)

Le 17 juin 1899, se présente dans le service de M. le professeur Gayet le malade N. A..., âgé de quarante-quatre ans, mécanicien.

15 juin. — Il a reçu dans l'œil droit un éclat d'acier, qui est entré à l'extrémité interne du diamètre horizontal de la cornée. A l'examen ophtalmoscopique on aperçoit une opacité derrière la plaie d'entrée, avec traînées dans le vitré.

On approche l'électro-aimant de Haab et on extrait le corps étranger.

16 août. — Léger trouble en arrière de l'iris ; impossible de voir le fond de l'œil.

Acuité visuelle O. D. : V = un peu moins 3/20.

OBSERVATION 28

(DIXON, *Ophtalmic Hospital Reports*, 1858, p. 280) (YVERT.)

James P..., âgé de vingt-quatre ans, tonnelier, vint à l'hôpital le 2 décembre 1858, une heure et demie après une blessure de l'œil gauche. Plaie de la paupière supérieure avec lésion correspondante de la conjonctive et de la sclérotique, à son union avec le bord supérieur de la cornée. Une petite vésicule de l'humeur vitrée était perceptible par l'ouverture pupillaire, à l'ophtalmoscope; après avoir dilaté la pupille avec l'atropine, on distinguait un léger trouble de la partie supérieure et interne de l'humeur vitrée, en arrière du cristallin. Le reste du corps vitré et toute la cornée, ainsi que le cristallin, étaient complètement transparents. Je pus parfaitement distinguer la rétine ; et près de la pupille un petit corps arrondi, semblable à une petite bulle d'air et simulant un léger épanchement de lymphe transparente. Bandage compressif, repos et calme ; potion au camphre et à l'hyosciamine.

Le 6 décembre la plaie de la sclérotique était cicatrisée, pas de douleur, pas de rougeur de la conjonctive. Le malade distinguait moins bien ; à l'ophtalmoscope, je voyais moins nettement le petit corps étranger.

Pouvait-on retirer le corps étranger ? Abandonné à lui-même il devait forcément tomber sur la rétine et les procès ciliaires, et amener une inflammation qui détruirait le globe de l'œil. En pénétrant dans l'humeur vitrée par le trajet que le corps avait suivi pour y entrer, on serait à peu près sûr de déchirer le filament auquel il était suspendu, et il tomberait hors de portée. Je me décidai donc, en conséquence, à pénétrer par la partie inférieure. J'examinai le patient dans toutes les positions et, comme le corps étranger tombait en arrière et disparaissait quand le blessé était sur le dos, j'abandonnai l'idée d'employer le chloroforme.

Comme le filament auquel était appendu le corps étranger présentait un certain degré de mobilité, l'idée me vint que l'attraction magnétique pourrait bien être employée pour l'attirer à la surface. Un puissant aimant fut essayé; mais son action sur le corps étranger, quoique très marquée, fut insuffisante; car, si ce dernier, entraîné à l'intérieur, vient se cacher derrière l'iris, et tombe vers la partie inférieur en contact avec le cristallin, l'important était de le retirer. Le patient étant alors assis devant une fenêtre, je me plaçai derrière lui, les paupières écartées, et je fixai le globe de l'œil en haut; alors je plongeai un petit couteau de Jaeger à travers les parois du globe de l'œil, vers sa partie inférieure dirigeant la pointe de l'instrument en arrière pour éviter de blesser le cristallin. Ayant retiré le couteau, j'introduisis une pince imaginée par Assalini pour pratiquer la section de l'iris dans l'opération de la pupille artificielle, pince qui s'ouvre quand on presse sur une des branches et qui se ferme quand la pression disparaît. Je ne pouvais distinguer que très difficilement le corps étranger, car il ne devenait apparent par aucun moyen, et n'apparaissait que de temps à autre indistinctement, quand la lumière tombait dessus. Cependant, après deux tentatives infructueuses, je fus assez heureux pour l'accrocher par une extrémité, et pour le sortir. Les paupières furent immédiatement fermées avec du taffetas, et des compresses d'eau froide, appliquées pendant quelque temps. Le corps étranger était un petit fragment de ciseau, mesurant environ en longueur 1/10 de pouce et pesant 1/4 de grain.

En examinant l'œil le 6 janvier suivant, je trouvai la pupille parfaitement circulaire, et son champ transparent. Le patient pouvait lire les gros caractères de sa pancarte d'hôpital. La plaie opératoire s'était réunie. Une petite quantité de sang était épanchée au-dessous de la conjonctive, mais cette membrane était peu enflammée.

Le 13 janvier, la pupille ne ressentait plus les effets de l'atropine, et était redevenue parfaitement contractile. La lumière était très bien supportée, et le patient pouvait très bien lire le type *cicéro*. Pour la première fois depuis l'opération, je l'examinai à l'ophtalmoscope : un petit nombre de filaments flottaient dans le corps vitré ; le cristallin était parfaitement transparent ; la seule chose qui me parut pathologique, était une légère rougeur de la rétine et de la papille, conséquence probable du léger traumatisme opératoire. Le 3 mars la rétine paraissait absolument normale, et il ne restait que quelques flocons du corps vitré. La vue du blessé était totalement rétablie.

OBSERVATION 29

(Mac Keown, *Brit. med. Journal*, 20 juin 1874) (Yvert.)

Extraction d'un morceau d'acier de l'humeur vitrée à l'aide de l'aimant. Rétablissement à peu près complet de la vision.

Edward M..., âgé de quinze ans, apprenti sur un bâtiment cuirassé, vint me consulter à l'hôpital, le 21 novembre dernier. Il me raconta que la veille, étant occupé, avec un de ses camarades, à tailler un boulon, les deux marteaux se choquèrent violemment et une particule métallique vint le blesser à l'œil droit. On voyait une plaie de la cornée partant du centre et dirigée vers la partie externe ; elle paraissait superficielle au centre et pénétrante en dehors. Le sphincter pupillaire était déchiré au niveau de son bord externe, et l'iris, rétracté vers la périphérie. Ce garçon pouvait aisément compter les doigts, mais je ne pus déterminer exactement l'acuité visuelle, en raison de l'extrême sensibilité de l'œil. L'ophtalmoscope ne montrait aucune trace d'opacité du cristallin et le fond de l'œil était parfaitement distinct, sauf en un point, limité du côté temporal. On apercevait profondément, en ce point, dans le corps vitré, par l'éclairage direct, des opacités situées au voisinage de la rétine, paraissant avoir de la tendance à tomber vers les parties déclives, comme si quelque chose les attirait en bas. Parfois, au centre d'une de ces opacités, un léger reflet apparaissait, analogue à celui que produirait un petit éclat métallique. En projetant un jet de lumière du côté gauche du malade, et en plaçant mon œil dans une position telle qu'on pût apercevoir le reflet des opacités, elles me parurent rouges, avec un reflet luisant. Il n'était pas douteux qu'un corps étranger, masqué en partie par un exsudat, était logé dans l'humeur vitrée. Cette particule métallique avait suivi un trajet extraordinaire, pénétrant en effet au centre de la cornée, blessant l'iris et contournant le cristallin sans l'atteindre, pour aller s'arrêter dans l'humeur vitrée. Le lendemain, le blessé raconta qu'il avait souffert beaucoup de son œil et surtout pendant la nuit. Les milieux de cet organe étaient devenus assez troubles pour empêcher de voir distinctement la papille et de délimiter nettement le corps étranger. Je fus convaincu que cet œil ne tarderait pas à être atteint d'une inflammation rapidement destructive, et qu'une intervention immédiate était nécessaire.

Dans un cas pareil, ma limite d'action, basée sur les résultats de la pratique et sur les conseils donnés dans les ouvrages classiques, était : 1° soit de pratiquer une section de la sclérotique, à proximité du corps étranger, dans l'espoir de le voir expulsé avec une certaine quantité de l'humeur vitrée; en cas d'insuccès, de chercher à le saisir avec une pince, et si mes efforts restaient inutiles, à me déclarer satisfait, dans le cas où les lésions amèneraient la suppuration et la destruction du globe de l'œil; 2° soit d'abandonner le corps étranger aux chances de l'enkystement, tout en me tenant prêt à intervenir au cas où il déterminerait des accidents du côté opposé.

La perspective de l'une ou de l'autre de ces deux méthodes n'était pas engageante; j'avais en effet connaissance d'un seul cas dans lequel l'extraction d'un corps étranger de l'humeur vitrée, à l'aide de la pince, avait abouti à la conservation d'une bonne acuité visuelle, et, les cas dans lesquels des particules métalliques s'étaient enkystées, sans amener des accidents ultérieurs, étaient bien peu nombreux. L'expérience des dangers extrêmes auxquels exposait la perte de la vision causée par la présence de corps étrangers à l'intérieur de l'humeur vitrée me décida à recourir à l'extraction ; toutefois, je me défiais beaucoup de l'emploi de la pince. J'avais beaucoup réfléchi, et j'en étais arrivé à décider l'essai, dans le cas non douteux de la présence d'une particule de fer ou d'acier dans l'intérieur de l'œil, de la puissance de l'attraction magnétique. Je m'étais procuré, dans ce but, un bâton aimanté de huit pouces de long, d'un pouce de large, d'une ligne d'épaisseur, et terminé à ses deux extrémités par une pointe émoussée.

Le patient ayant été éthérisé, je fis une incision d'environ deux lignes et demie dans l'épaisseur de la sclérotique à la partie externe, parallèle au bord de la cornée, et à peu près à deux lignes et demie en arrière. Une pince à iridectomie fut introduite dans l'humeur vitrée, mais elle ne rencontra pas le corps étranger. J'eus recours alors à l'aiguille aimantée. J'introduisis l'extrémité dans l'humeur vitrée, aussi loin que possible et en arrière du côté du pôle postérieur du globe de l'œil. Je sentis très bien que le corps étranger vint s'y fixer ; mais ce fut seulement à la troisième tentative que j'eus la satisfaction de le retirer à l'extrémité de l'aimant. Il avait une forme ovalaire, était long d'une ligne environ, large d'une demi-ligne, à bords tranchants, principalement d'un côté ; son épaisseur était d'environ un quart de ligne ; il pesait un demi-grain.

Bien que l'aimant parût un instrument grossier pour pénétrer à l'intérieur de l'œil, il remplit toutefois parfaitement le but que je me proposais et l'indication capitale de prévenir la sortie de l'humeur vitrée pendant l'opération. Le corps étranger fut, à deux reprises différentes, arraché de l'aiguille aimantée par les lèvres de la plaie scléroticale. Pour ce motif il serait avantageux d'avoir de chaque côté de l'extrémité de l'instrument une petite cannelure capable de protéger le corps étranger au moment de sa sortie du globe de l'œil.

Le corps vitré, tant qu'il conserve sa structure, offre une grande résistance à l'action de l'aimant sur les particules métalliques qu'il renferme. Qu'on suppose, en effet, un morceau de fer ou d'acier soumis à l'action d'un aimant, dans une humeur vitrée absolument saine; jamais le pouvoir magnétique ne parviendra à extraire le corps étranger. Si, au contraire, l'humeur vitrée est ramollie, elle sera entraînée en masse avec le corps étranger et l'extraction deviendra des plus faciles. Il faut donc absolument qu'on puisse traverser le corps vitré pour ouvrir un passage direct à la particule métallique : le couteau à l'aide duquel on pratique l'incision peut être employé dans ce but ; mais mieux encore la pointe elle-même de l'aiguille aimantée. Aussi, en supposant que le corpuscule métallique ait traversé la sclérotique, alors l'incision pourra en règle générale être faite en ce point, afin que l'aimant cherche à entraîner le corps du délit précisément par le trajet qu'il aura suivi en pénétrant. En pareil cas, aussi, un puissant aimant pourrait être employé dans un tout autre but : à savoir, d'appliquer un des pôles à l'extérieur de l'œil, pour attirer le métal vers la plaie, et pouvoir ainsi le saisir et l'entraîner au moyen d'une pince.

Le malade dont il s'agit resta trois jours à l'hôpital, et fut ensuite traité à la consultation externe. Le traitement consista dans l'instillation d'atropine et dans l'emploi d'un bandage compressif. Plus de douleur après l'opération ; les milieux de l'œil devinrent rapidement transparents, et la vision s'améliora de jour en jour. Peu de temps après, la blessure de la cornée était à peine perceptible; l'iris sembla s'atrophier au niveau du point où il avait été déchiré, le reste conservant la structure normale, le cristallin resta transparent; l'humeur vitrée offrit un léger degré d'opacité au niveau du point où était le corps étranger. Le champ visuel était parfait, sauf une légère échancrure correspondant au point où la rétine avait été sectionnée.

Le 13 décembre dernier, je présentai le patient aux membres de la Société de médecine : je constatai alors qu'il pouvait lire le numéro 2 de l'échelle de Snellen à un pied, degré d'acuité certainement très satisfaisant. De fait, ce garçon ne trouvait qu'une très petite différence entre les deux yeux. Il reprit son travail bientôt après, et l'a toujours continué dans d'excellentes conditions.

OBSERVATION 30

(Hirschberg, *Berl. klin. Woch.*, 17 novembre 1879 (Yvert.)

Un jeune homme de seize ans, en forgeant, reçoit un éclat de fer dans l'œil droit. Hirschberg voit le blessé le jour même : à 1 mill. 1/2 au-dessus de la cornée, plaie scléroticale légèrement béante, à peu près horizontale, longue de 2 mill. 1/2 et entre les lèvres de laquelle on aperçoit un peu de substance vitrée. Faible plissement longitudinal de la cornée. Un peu de sang dans la chambre antérieure. Pupille ovalaire dans le sens vertical. Au milieu du corps vitré se voit un filament foncé adhérant supérieurement à la plaie et se dirigeant en s'amincissant en bas et en arrière. Quand le blessé regarde en bas, on distingue une particule de fer située à quelque distance en arrière du cristallin, dans la portion inférieure du corps vitré.

Le lendemain matin, même état de choses ; opération après chloroformisation ; entre les muscles droits externe et inférieur, incision méridienne commençant en arrière du corps ciliaire et s'étendant vers l'équateur. Afin de pouvoir recouvrir cette incision, Hirschberg taille préalablement, en dedans de l'incision projetée, un lambeau conjonctival hémisphérique qu'il rabat en dehors. Puis un aide, au moyen d'une pince, attire le globe oculaire en dedans et en haut. Hirschberg saisit alors le tissu épisclérotical à la partie antérieure de l'incision qu'il veut faire et enfonce dans la sclérotique le couteau à cataracte de Graefe, le tranchant tourné vers l'équateur de l'œil ; avec des mouvements lents de scie, il pratique, sans contre-ponction, une incision longue de 4 millimètres à travers toutes les membranes oculaires. Une pression douce exercée sur la lèvre interne de cette incision ne suffit pas, aidée de la pesanteur (le malade est demi assis sur une chaise), pour faire sortir le corps étranger. Hirschberg introduit dans la plaie l'extrémité en forme de bec d'un électro-aimant courbé dont la concavité regarde la sclérotique, mais le corps étranger ne se présente pas. L'aimant est retiré, l'incision doublée de longueur, et l'aimant réintroduit; sans qu'on ait perçu aucun bruit, en le ramenant au dehors, on voit qu'il supporte un éclat de fer long de 3 millimètres, large de 2 et épais de 1; son poids est de 20 milligrammes. Le lambeau conjonctival est rabattu sur l'incision et fixé par deux points de suture : application d'un monocle sur l'œil opéré et bandage occlusif sur l'œil gauche. La guérison s'effectue sans trace aucune de réaction, ablation des sutures le quatrième jour. Quinze jours après l'opération, le filament signalé dans le corps vitré est encore visible ; mais il a disparu au bout d'une nouvelle quinzaine. La lésion, produite au fond de l'œil par l'opération, se voit à 8 millimètres environ en dehors et en bas de la pupille, sous forme d'un secteur décoloré, nettement délimité, dont le fond blanc est pointillé de noir et dont l'extrémité antérieure ou équatoriale n'est pas visible à l'ophtalmoscope. Quant aux résultats fonctionnels de l'opération, le jeune homme lit les caractères les plus fins (1 1/2 de Snellen à 9 pouces), et le champ visuel n'est un peu rétréci qu'en haut et en dedans.

(Hirschberg, *Graefe's Archiv für Ophtalmologie*, 28 octobre 1890, p. 70.)

Huit ans et demi après (15 février 1888), le malade fut présenté à la Société médicale de Berlin. L'œil avait l'aspect tout à fait normal, pouvait lire les plus fins caractères et n'avait qu'un insignifiant rétrécissement du champ visuel (supéro-interne jusqu'à 30°). A l'ophtalmoscope on reconnaît la cicatrice de l'incision au milieu d'un noyau décoloré. Tension normale (aucune trace de trouble du vitré ni de la rétine).

OBSERVATION 31

(GALEZOWSKI, *Recueil d'ophtamologie*, 1885, p. 602.)

Blessure de l'œil avec un éclat de fer. — Pénétration du corps étranger dans le corps vitré. — Son extraction à l'aide d'un aimant. — Guérison.

M. B..., âgé de trente-sept ans, ouvrier mécanicien, demeurant à Grenelle et occupé dans l'usine Cail, reçoit en burinant un éclat de fer dans l'œil. Immédiatement la vue se troubla, mais il n'y faisait pas grande attention, et se contenta d'appliquer un bandage et une compresse d'eau froide. Ce n'est que le neuvième jour qu'il vint me voir à la clinique, le 21 novembre 1882, et j'ai pu constater une plaie transversale dans la sclérotique gauche, à 5 millimètres de la cornée, un peu en dehors et en bas de cette membrane. L'œil est mou, très fortement injecté, l'iris est verdâtre et des exsudations pupillaires masquent le fond de l'œil. Néanmoins, par un éclairage latéral, on peut apercevoir facilement un reflet rougeâtre derrière le cristallin, qui n'est autre qu'un épanchement sanguin devenant purulent dans le corps vitré. La perception lumineuse existe quoique faible. En présence de ces accidents, je n'hésite pas à proposer l'énucléation, ce à quoi le malade consent immédiatement. Mais une fois le malade endormi à l'aide du chloroforme, nous avons cru utile d'essayer d'extraire le corps métallique à l'aide d'un aimant après avoir fait une incision d'avant en arrière sur la sclérotique, dans la région équatoriale entre le muscle droit externe et supérieur, introduit un fort aimant dans le corps vitré, et ce n'est que dans une quatrième exploration que nous avons eu la satisfaction de retirer un morceau d'acier long de 4 millimètres et de 2 millimètres et demi d'épaisseur. Par la même plaie, il s'est écoulé une certaine quantité du corps vitré, et nous avons pu, en outre, retirer un paquet floconné de sang coagulé. La plaie a été réunie avec un fil de soie, et l'œil guérit, au point que quatre mois plus tard j'ai eu l'occasion de l'examiner et de constater que malgré l'opacité partielle du cristallin et la présence d'une masse opaque en bas du fond de l'œil, le malade voyait à compter facilement les doigts, et pouvait presque se conduire seul de cet œil.

OBSERVATION 32 (Traduction)

(HIRSCHBERG, *Graefe's Archiv für Ophtalm.*, 28 octobre 1890, p. 55.)

Le malade, âgé de cinquante-six ans, qui le 28 décembre 1883 blessa son œil droit en martelant un cerceau en fer, qui eut une inflammation et un trouble de la vue, et qui, après un laps de temps de plusieurs mois, le 10 juin 1884, fut atteint de nouveau par une forte inflammation, vint me voir le 25 juin, *six mois après la blessure*. L'œil blessé ne comptait les doigts qu'à trois pieds, avait un rétrécissement du champ visuel en haut, montrait une cicatrice blanche, dentelée de la cornée, longue de trois millimètres, près de son bord temporal, une cicatrice de l'iris et derrière celle-ci, une du cristallin; trouble du cristallin et du corps vitré; une forte injection autour de la cornée et une coloration verdâtre de l'iris (irido-cyclite). A la partie inféro-interne du corps vitré, on a trouvé, avec beaucoup de peine, une masse avec une plus forte réflexion.

27 juin. — Le lendemain de la réception du malade, j'ai pratiqué, sous une profonde anesthésie, une incision méridienne des enveloppes de l'œil, à la partie inféro-interne, à l'aide d'un petit scalpel, d'une étendue de 7 millimètres et, par une seconde introduction de l'aimant, j'ai extrait l'éclat de fer, noir et recouvert d'une masse jaunâtre ; il pesait 25 milligrammes 1/2. Guérison sans réaction inflammatoire. Huit semaines plus tard j'opérai la cataracte. Au mois de mars 1885 l'œil opéré lisait avec un verre (+ 3 3/4) Sn XL in 15, avec + 2 1/2" les caractères les plus fins (Sn. 1 1/2) in 7". Le champ visuel est bon. La rétine et la papille parfaitement visibles, on reconnaît aussi l'extrémité postérieure de l'incision méridienne.

Encore aujourd'hui (mai 1899), le résultat est le même, *six ans après l'extraction de l'éclat de fer, qui a séjourné six mois dans l'intérieur de l'œil !*

Jusqu'à présent le cas n'a pas son pareil dans la littérature.

OBSERVATION 33 (Traduction)

Lloyd Owen (*Brit. med. Journal*, 1881, vol. I, p. 1001)

Un fragment de fer du corps vitré extrait par l'électro-aimant.

Henry H.., âgé de seize ans, était frappé, en travaillant, dans l'œil droit par un morceau d'acier qui fut projeté avec une grande force par les deux lames des cisailles. En l'examinant à l'hôpital, on a trouvé du côté externe de l'œil, juste sur le limbe scléro-cornéen, une plaie longue de 1/4 de pouce, de direction horizontale. Il y avait prolapsus de l'iris déchiré. L'iris prolabié fut enlevé de la plaie par un coup de ciseaux. Après avoir instillé de l'atropine, on couvre l'œil avec une compresse mouillée et on fait un bandage serré. Le jour suivant il n'y avait ni douleur, ni irritation ; la pupille était dilatée, la chambre antérieure pleine, la plaie fermée. Le peu de sang qui obscurcissait la chambre antérieure ayant disparu, à l'examen ophtalmoscopique de l'œil on voyait distinctement à la partie postérieure du globe oculaire, en haut et en dehors de son centre, un brillant morceau d'acier. Il était plat, carré et de direction verticale. Comme c'était un cas indiqué pour l'électro-aimant, je me suis décidé à l'employer.

M. Salt (jeune), le mécanicien chirurgical bien connu, m'a immédiatement construit un électro-aimant.

En principe cet aimant était semblable à celui décrit dans ce même journal par M. Snell de Sheffield, mais il contenait une plus grande longueur de fil métallique et d'un plus petit diamètre ce qui augmentait sa puissance et permettait d'employer des pointes plus fines pour l'introduction dans l'œil. L'aimant était mis en communication avec une batterie de Steher de trente éléments, laquelle, cette fois, était chargée avec du bichromate de potasse au lieu d'acide sulfurique. Tous les trente éléments ont été employés et la force obtenue était suffisante pour tenir un gros paquet de clefs par la plus petite pointe. Le levier du commutateur ne communiquait pas avant que la pointe n'eût atteint le corps étranger. Ayant administré de l'éther, j'ai fait une incision des membranes derrière la région ciliaire et au-dessus de l'insertion du muscle droit externe. Alors j'ai introduit la pointe de l'aimant dans le globe du côté occupé par l'éclat d'acier. On a fait passer le courant et le morceau fut de suite enlevé par la pointe de l'aimant.

Le 7 juin, une semaine après l'opération, la plaie était guérie et l'œil parfaitement calme. A l'ophtalmoscope on ne trouvait aucune trace.

Vision = 20/XX.

OBSERVATION 34 (Traduction)

(Hirschberg, *Graefe's Archiv für Ophtalmologie*, 28 octobre 1890, p. 54.)

Otto L..., âgé de quarante-deux ans, vint, pendant mon voyage, vingt-quatre heures après s'être blessé l'œil droit, en burinant, par un morceau de fer. L'œil comptait les doigts à deux pieds, il y avait une perforation de la sclérotique à la partie supéro-interne, à 5 millimètres environ du limbe cornéen, la conjonctive injectée et tuméfiée, le corps vitré troublé par une hémorragie. Mon chef de service a fait immédiatement le sondage avec l'aimant, mais sans résultat. Le lendemain on constate un hypopyon qui, cependant, a vite disparu. L'iris s'est enflammé, l'intérieur de l'œil est devenu presque inexplorable, l'acuité visuelle a disparu même pour la perception lumineuse.

A mon retour, le 19 mars, quatre semaines après la blessure, j'ai trouvé l'œil aveugle même pour la perception lumineuse, les milieux opacifiés, du sang derrière le cristallin et une forte injection ciliaire tout autour du limbe cornéen. Pendant un second examen, j'ai trouvé, par l'éclairage oblique, derrière le cristallin (à la partie inféro-interne) un reflet métallique. Dans une profonde anesthésie, j'enfonçai une lancette dans l'œil, à 6 millimètres sous le bord inférieur de la cornée, j'ai fait une incision méridienne longue de 5 millimètres et j'ai pu extraire le morceau de fer avec le fort aimant recourbé. Celui-ci avait 10 millimètres de long, 3 millimètres de large et 1 millimètre d'épaisseur, il pesait 120 milligrammes. Aucune perte de corps vitré. Guérison sans réaction inflammatoire. Le 30 avril l'œil put lire le n° 3 de l'échelle de Snellen à la distance de 10 centimètres, le champ visuel libre ; Sn. LXX : 15'. A l'ophtalmoscope on voit un petit flocon dans le corps vitré, une petite traînée descendant de la plaie d'entrée en bas et la cicatrice de l'incision dans la périphérie inférieure. Le nerf optique, normal, ne présente aucune trace de lésion rétinienne. *Un an après l'opération l'œil avait un aspect tout à fait normal et l'acuité visuelle n'avait pas changé.*

OBSERVATION 35

(Mac Keown, *Brit. med. J.*, 4 mai et *Lancet*, 24 août 1878) (Yvert).

Moses E..., âgé de trente-deux ans, ajusteur, vint me consulter à l'hôpital le 20 novembre 1877. Il me raconta que, trois quarts d'heure avant sa visite, il avait eu l'œil droit blessé par un petit éclat d'acier provenant d'un marteau. Je remarquai une plaie un peu plus petite qu'une ligne au niveau de la région ciliaire, juste à la jonction de la cornée et de la sclérotique. Une extrémité de la blessure atteignait la chambre antérieure comme le montraient l'évacuation de l'humeur vitrée et la hernie de l'iris à travers la plaie. La plaie était parfaitement nette et aucun corps étranger n'était perceptible. Les milieux de l'œil étaient transparents. L'ophtalmoscope ne démontrait pas la présence du corps étranger. J'introduisis alors avec précaution l'aiguille aimantée dans la plaie et aussitôt me fut démontrée par un petit bruit spécial la présence de la particule métallique. Par l'emploi patient et prudent de l'aimant le corps étranger fut entraîné au niveau de la solution de continuité et son extrémité assez visible pour me permettre de le saisir avec des pinces et de l'extraire. C'était un fragment d'une ligne et demie environ de longueur, large d'une ligne à un bout et d'une demi-ligne à l'autre. Le patient se rétablit complètement et retourna à son travail le 10 décembre suivant.

OBSERVATION 36

(FRAENKEL, *Centralbl. für prakt. Augenh. Jahrb.* 4, p. 37, 1880) (YVERT).

Un jeune homme de seize ans s'était blessé l'œil avec un marteau. Dans le quart inféro-externe, on constate à l'examen une plaie oblique traversant le bord scléro-cornéen et longue de 6 millimètres. Cristallin intact, iris prolabié. Décollement de la rétine en bas et en dehors avec perte du champ visuel correspondant. Vingt-quatre jours après la blessure, l'auteur put reconnaître avec certitude le morceau de fer, placé sur la partie décollée de la rétine, en bas et en dehors. En ce point le globe fut fendu longitudinalement sur une étendue de 10 millimètres, avec sortie immédiate de masses jaunâtres et de sang. Le corps étranger cependant ne vint pas de lui-même et ne put être senti avec une pince, introduite doucement dans l'œil. A ce moment Fraenkel y plongea une sonde aimantée de Janin, et quand elle approcha de l'extrémité postérieure de la plaie, on put voir le corps étranger, long de 6 millimètres et pesant 4 centigrammes. La plaie guérit sans accident.

L'œil, qui était astigmate, avait après quatre semaines une acuité visuelle égale à 1/3.

OBSERVATION 37

(Oppenheimer, *Medical Record*, 1880) (Yvert.)

Il s'agit d'un forgeron, de dix-neuf ans, ayant reçu dans l'œil droit un morceau de métal qui ne lui causa d'abord ni douleur, ni incommodité. Mais, trois jours après, il se présente à la clinique pour savoir, dit-il, si son œil est tout à fait sain. A l'examen, on trouve, à la partie inféro-interne du bord cornéen, une petite proéminence en forme de bouton qu'on supposa d'abord contenir le corps étranger ; mais ce n'était que la perforation de la sclérotique. A l'ophtalmoscope, on constate : opacité légère, filamenteuse du corps vitré ; et après dilatation de la pupille par l'atropine (il existe quelques gouttes de sang dans la chambre antérieure), on pouvait voir deux ou trois lignes rouges, qui sans aucun doute correspondaient au trajet du corps étranger; mais il était impossible de le découvrir. Le patient fut éthérisé, et pendant l'anesthésie toute la chambre antérieure se remplit de sang. Assisté par le Dr Gruening, l'auteur après avoir élargi la perforation, introduisit un aimant dans le corps vitré, le poussa dans différentes directions, et l'attira lentement au dehors, mais sans résultat. Il se servit alors d'un aimant plus fort; même insuccès. L'aimant fut réintroduit alors à trois reprises dans le corps vitré et promené chaque fois dans divers sens. Après l'avoir retiré la troisième fois, Fraenkel aperçut le corps étranger au bord de la plaie et put le retirer alors facilement. Pas de perte du corps vitré. Il est probable, ajoute le chirurgien américain, qu'en retirant l'aimant, le corps étranger s'était accroché aux bords de la plaie. Trois points de suture conjonctivale; guérison sans suppuration. Le sang de la chambre antérieure fut complètement résorbé au bout de trois semaines. Deux mois après l'opération, le malade put reprendre son travail. L'acuité visuelle était égale à 1/5 : le champ visuel un peu rétréci dans toutes les directions, mais surtout en haut et en dedans.

OBSERVATION 38

(Mac Hardy, *Brit. med. Journal*, 26 mars 1881) (Yvert.)

Le patient, forgeron, âgé de cinquante-trois ans, fut vu vingt-quatre heures après une blessure de l'œil par un fragment qui sauta de la pièce de fonte qu'il travaillait, au moment où il frappait celle-ci avec un marteau d'acier. Son œil est très enflammé; juste au centre de la cornée existe la trace d'une blessure récente, déjà oblitérée par de la lymphe qui prévient la sortie de l'humeur vitrée. Iritis intense, pupille oblitérée. L'atropine employée pendant vingt-quatre heures ne l'a pas dilatée. Alors, pensant qu'il serait possible, à l'aide d'un électro-aimant, de s'assurer si, oui ou non, le corps étranger, qui d'après les circonstances de la blessure, était nécessairement de fer ou d'acier, et conséquemment susceptible d'être influencé par l'action magnétique, si, disons-nous, ce corps étranger était logé à l'intérieur de l'œil, je procédai comme il suit. Plaçant le pôle nord de l'électro-aimant devant l'œil du patient, j'établis le courant galvanique et aussitôt il s'écria qu'il éprouvait une douleur insupportable. Ceci indiquait clairement, non seulement que le fragment était situé à l'intérieur du globe de l'œil, mais qu'il était attiré par l'aimant. Le blessé étant alors couché sur le dos, j'approchai très près le pôle positif de l'électro-aimant, sans cependant le mettre en contact immédiat avec la plaie cornéenne, les paupières maintenues écartées à l'aide d'un blépharostat. Au bout de quatre ou cinq minutes, le patient se plaignit que la douleur allait constamment en augmentant. Après dix minutes, on vit l'iris projeté en avant dans un point limité, directement en arrière et au niveau de la blessure de la cornée. Au bout de quinze minutes une particule métallique put être vue traversant l'iris et venant se cacher dans la plaie de la cornée. Cinq minutes plus tard, un point apparut à la surface de cette membrane; mais en cessant d'appliquer l'action attractive de l'aimant immédiatement on voyait le fragment retomber derrière la cornée. L'administration du chloroforme fut alors commencée, dans l'intention de réouvrir la blessure de la cornée et de diminuer ainsi la résistance opposée au fragment attiré par l'électro-aimant. Pendant les quelques minutes employées à cette administration, l'application de l'aimant fut continuée sans relâche, tandis que j'imprimais à l'œil un léger mouvement latéral en haut et en bas, en avant de l'aimant, dans le but d'attirer le fragment dans différentes directions et de le détacher ainsi. Au moment où le patient tombait sous l'influence anesthésique, le fragment de métal, mesurant de 2 à 5 millimètres, pesant 0 gr. 158, avec son extrémité pointue, passa à travers la plaie par laquelle il était entré, et se jeta de lui-même sur le pôle de l'aimant.

Une fois dehors, la congestion diminua graduellement, et il n'y eut plus de douleur dans l'œil, qui conserva une bonne perception lumineuse et une tension normale. Il y a une cataracte avec synéchies postérieures assez étendues, mais le patient est trop satisfait de la situation actuelle de son œil pour se soumettre à l'opération capable de lui rendre complètement la vision de ce côté.

OBSERVATION 39

(Mac Hardy, *Brit., med. Journal,* 26 mars 1881) (Yvert.)

Mardi de la semaine dernière, dit M. Mac Hardy, ce patient, fumiste, âgé de trente ans, dur à la fatigue, et dont l'œil gauche avait été atteint par un éclat, la veille, au moment où il travaillait avec un ciseau et une enclume, vint me trouver à la consultation. La vision était notablement altérée, la surface de la cornée trouble au centre; en arrière du cristallin, on apercevait, dans la direction de l'axe antéro-postérieur du globe de l'œil, une petite opacité qui renvoyait un éclat métallique, quand elle était bien éclairée. L'examen le plus attentif, avant et après la dilatation de la pupille, ne fit pas reconnaître d'autre anomalie. L'éclairage ophtalmoscopique combiné aux mouvements latéraux et verticaux du globe permit de constater par les mouvements correspondants de cette opacité intra-oculaire, qui était certainement un morceau de fer ou d'acier, que ce dernier était bien situé dans l'axe optique, derrière le cristallin, par le centre duquel il avait certainement pénétré. Le corps étranger était juste un peu en avant du centre de rotation du globe à un peu moins de 14 millimètres derrière le sommet de la cornée. Pendant les secondes vingt-quatre heures qui suivirent la blessure, le cristallin était devenu légèrement trouble, quoique permettant encore d'apercevoir le fragment. C'était le moment de rechercher s'il y avait lieu de tenter l'extraction du corps étranger. Je recourus alors aux expériences que j'avais déjà faites pour démontrer, par la déviation d'une aiguille aimantée suspendue, la proximité d'un morceau de fer avant et après l'avoir rendu magnétique par induction. Les sensations éprouvées par le patient, à l'approche de la cornée du pôle nord de l'électro-aimant, ne lui permirent pas de reconnaître quand le courant était établi. L'application constante de l'aimant ne produit d'autre effet appréciable sur le fragment qu'un changement douteux dans les contours du reflet métallique qu'il projetait ; ce qui fit soupçonner que si tout au moins il changeait de position, le fragment était placé un peu obliquement en travers, mais juste dans la direction de l'axe optique. J'abandonnai, en conséquence, tout espoir d'extraire ce corps étranger, sans introduire un instrument à l'intérieur de l'humeur vitrée ; ce procédé ne manquait pas de risque, mais je l'aurais volontiers entrepris avec l'idée, assez rationnelle, de transformer par là un cas des plus sérieux en une simple cataracte traumatique. La question était de savoir avec quel instrument et dans quelle direction tenter l'extraction du fragment. L'ayant alors bien rendu magnétique, par induction et au moyen d'un fort électro-aimant, je transformai de la même manière un petit couteau à cataracte en aimant permanent; choisissant à dessein un couteau capable de faire, pendant sa sortie, un passage suffisamment large pour le corps étranger. Introduisant alors la pointe de cet instrument aimanté excentriquement à travers le quart supérieur et externe de la cornée, au niveau de l'anneau encore visible de l'iris, je le portai par la pupille dilatée, en arrière de la chambre antérieure, contre la surface convexe du cristallin qu'il traversa pour aller en ligne droite jusqu'au corps étranger.

Après avoir, dans cette position, imprimé un léger mouvement de latéralité de la pointe de mon couteau contre ce dernier je retirai doucement l'instrument, auquel il était fixé, dans la direction qu'il avait suivie exactement pour pénétrer. Au moment du retrait définitif du petit couteau, le fragment, qui ne pouvait le suivre à travers une aussi petite ouverture de la cornée, tomba dans la chambre antérieure. Faisant alors une ponction périphérique de la cornée avec une large aiguille courbe non magnétique, j'y introduisis l'extrémité arrondie d'un couteau à cataracte secondaire non aimanté; et le retirant aussitôt, je m'aperçus que le fragment aimanté avait pénétré dans la plaie de la cornée, d'où il fut entraîné, soit par le flot de l'humeur aqueuse, soit par l'approche de la pince à iridectomie qui cherchait à le saisir. Voici le corps qui pèse 12 milligrammes.

Le cristallin, qui depuis est devenu complètement opaque, commence à être floconneux, et n'a pas encore, soit par pression soit par irritation, occasionné d'iritis. Si l'œil reste encore sans inflammation pendant quarante-huit heures, pendant lesquelles la cataracte deviendra probablement très floconneuse, je me propose alors de l'enlever par la succion comme l'a recommandé Pridgin Teale.

OBSERVATION 40 (Yvert)

(Burgl, *Berlin. klinische Wochenschrift*, 1er nov. 1880, et *Revue des Sc. méd. d'Hayem*, 15 avr. 1881, p. 719.)

Un sous-officier présentait deux iris de couleur différente: bleu clair à droite, brun clair à gauche. En l'interrogeant, l'auteur apprit qu'il s'agissait d'une anomalie acquise, ne datant que de vingt et un mois. A cette époque, le patient, qui était serrurier, reçut une esquille d'acier dans l'œil gauche. Après quelques semaines d'inflammation, dont la cause ne fut pas reconnue, l'œil redevint indolore et le sujet put être incorporé dans l'armée.

Sur le rebord supérieur de la cornée on aperçoit une cicatrice linéaire presque transparente, et, en arrière d'elle, au niveau du segment correspondant de l'iris, une lacune ovalaire de 2 millimètres de long, formant, pour ainsi dire, une seconde pupille. La vraie pupille est absolument normale. Après atropinisation, tous les assistants purent voir un corps à éclat métallique, suspendu comme un pendule, par un filament, à la paroi supérieure du bulbe dont il suit tous les mouvements. Le cristallin et le fond de l'œil sont intacts. Quelques flocons mobiles dans le corps vitré. Œil emmétrope; champ visuel non rétréci, mais occupé partiellement par un scotome mobile qui ne peut être que l'ombre du fragment de métal suspendu dans l'humeur vitrée.

Réformé sur la proposition de Burgl, cet ouvrier reprit son métier de serrurier, mais, au bout de quelques semaines, violents phénomènes inflammatoires. L'acuité visuelle est réduite à 1/20. Le scotome a disparu, et l'esquille de métal, détachée du filament suspenseur, repose maintenant sur le plancher de la cavité oculaire, immédiatement derrière les procès ciliaires.

Trois mois plus tard, le patient revient se faire enlever par l'auteur un éclat de fer qui a pénétré dans son œil droit.

Enfin, trois ans après le premier accident, le serrurier, dont la vue n'a cessé de s'affaiblir, consent à se laisser opérer. L'atropinisation de la pupille montre l'existence de quelques synéchies; le corps étranger est resté dans la même situation. Avec un électro-aimant improvisé, l'esquille est amenée jusqu'aux lèvres de l'incision faite aux membranes oculaires mais, arrivée là, elle tend toujours à retomber dans l'humeur vitrée, et l'extraction dut être achevée avec des pinces. La guérison s'est faite sans accident, mais l'état de la vision n'en est pas amélioré.

Le fragment a la forme et les dimensions d'une lentille; il pèse 13 milligrammes et est aimanté, ce qui tient à ce qu'il provient d'un marteau d'acier fondu, depuis longtemps en usage.

OBSERVATION 41

(PAGENSTECHER, *Arch. für Augenh.*, janvier 1881.) (YVERT.)

Maçon de vingt-trois ans, qui, en frappant sur une pierre avec un marteau, reçut un fragment de ce dernier dans l'œil gauche. Plaie de la paupière supérieure, correspondant au bord cornéen interne ; blessure de la sclérotique linéaire et mesurant 2 millimètres de long ; cornée, iris et cristallin intacts. Hypohema ; à l'ophtalmoscope, on constate : au milieu du corps vitré une grosse bulle d'air en bas et en dehors, opacités filamenteuses du corps vitré, adhérentes et provenant sans doute d'une hémorragie ; au voisinage, la rétine est légèrement trouble et présente une tache blanche (peut-être la blessure de la rétine et de la choroïde). Le reste de l'humeur vitrée est transparent ; impossible de distinguer le corps étranger. Acuité visuelle égale à 2/3 ; globe de l'œil douloureux ; large scotome en haut du champ visuel. Étant obligé de différer l'opération et de la remettre au lendemain, je trouvai, dit Pagenstecher, la cornée et l'humeur aqueuse troubles, l'iris gonflé, l'œil injecté et douloureux, et le fond de l'œil complètement voilé. Section, après chloroformisation, de la sclérotique, à la partie inférieure et dans le voisinage du caillot sanguin ; introduction de la sonde aimantée. Après quelques recherches, nous entendîmes, les assistants et moi, un petit bruit particulier produit par la précipitation du fragment métallique sur l'aimant, ce qui confirma aussitôt le diagnostic de la pénétration. Deux tentatives d'extraction restèrent infructueuses, le corps étranger ne pouvait sortir; c'est alors que l'élargissement de la plaie permit, à la première tentative, de retirer un morceau de fer, à saillies aiguës, long de 2 millimètres, large de 2 et épais de 1. Suture de la conjonctive et pansement phéniqué. Le premier jour tout alla bien : la cornée même était plus claire. L'incision scléroticale guérit sans réaction ; et trois jours après, le patient comptait les doigts à un et deux pieds. Quand tout à coup survint une irido-choroïdite, à marche insidieuse, caractérisée par des exsudats du corps vitré, le ratatinement du globe, et la rétraction de la cicatrice au niveau de la solution de continuité. Au total, l'œil était en voie d'atrophie au moment du départ du blessé.

OBSERVATION 42

(Knapp, *Arch. für Augenheilkunde,* octobre 1880.) (Yvert.)

Mécanicien ayant reçu un fragment de marteau dans l'œil gauche. Il se présente le lendemain à Knapp : l'inflammation commence à prendre une certaine intensité ; injection épisclérale avec chémosis modéré ; hypopyon de 3 millimètres de hauteur, pupille adhérente au côté interne ; iris gris sale S= 1/2. Plaie de la cornée dans la direction du méridien horizontal et à son côté interne ; adhérence irienne à ce niveau ; opacité correspondante du cristallin. Impossible d'éclairer le fond de l'œil ; trouble généralisé de l'humeur vitrée ; on ne peut distinguer le corps étranger. Sensibilité très grande à la pression de la partie supérieure de la région ciliaire. Opération pratiquée le jour même : section méridienne et introduction de la pointe d'une aiguille aimantée, en forme de sonde, à l'intérieur du globe de l'œil, à la partie supérieure et externe, et en arrière du cristallin. Après trois tentatives inutiles, et sans avoir perçu le moindre bruit métallique, Knapp parvint à retirer le corps étranger, qui apparaissait à la partie inférieure de la plaie au milieu d'une perte de corps vitré ; il avait 2 millimètres de long sur 1 mill. 1/2 de large. Suture conjonctivale avec deux points et bandeau compressif. L'inflammation n'en continua pas moins à se développer et amena assez rapidement l'atrophie du globe de l'œil. Finalement Knapp pratiqua l'énucléation.

OBSERVATION 43

(Mac Keown, *Dublin. Journ. of med. Sc.*, 1876, t. LXII, p. 201) (Yvert.)

M. A..., âgé de trente ans, ouvrier au chemin de fer du Nord, vint me trouver le 28 septembre dernier. Il me raconta qu'un petit fragment de marteau l'avait atteint à l'œil droit. Je constatai en effet une blessure intéressant la cornée et la sclérotique, à la partie interne ; elle mesurait 1/4 de pouce avec une ramification d'environ 1 ligne 1/2. Le cristallin était opaque, l'iris déchiré sur une grande étendue et faisant hernie dans la plaie. Du récit du blessé et de l'aspect de la blessure, il m'était impossible de dire si le métal était ou non logé dans l'œil. J'excisai la portion d'iris herniée et n'ayant pas alors sous la main l'aiguille aimantée, j'introduisis les branches d'une pince dans l'humeur vitrée, mais je ne pus trouver le corps étranger. M'étant alors procuré un aimant, je l'introduisis dans le vitré et aussitôt le métal fut reconnu au bruit particulier qu'il produisit en venant se mettre au contact de l'aiguille aimantée. Celle-ci entraîna bien le métal jusqu'au niveau de la plaie, mais ne put le faire sortir. J'élargis un peu la plaie, j'en tins les lèvres écartées avec une pince à iridectomie et je réintroduisis l'aimant. Aussitôt la particule métallique s'y fixa et tandis qu'elle était ainsi maintenue au voisinage de l'ouverture scléroticale, je la saisis facilement et l'entraînai avec une pince. C'était une particule triangulaire à bords grossiers et pesant trois grains. L'opération fut complétée par l'ablation, à l'aide de la curette, de la plus grande partie possible du cristallin cataracté. La violence même du traumatisme et l'étendue de la plaie ne pouvait faire espérer qu'une conservation très faible de la vision. Il y eut une inflammation considérable ; mais la plaie se cicatrisa assez promptement et sans suppuration. Pendant quelque temps sensibilité considérable de la région ciliaire ; et finalement atrophie du globe de l'œil. Au premier abord, tenant compte de l'étendue de la blessure, je déclarai urgente l'énucléation, mais le patient s'y refusa. En somme, la principale source du danger de l'ophtalmie sympathique (le corps étranger) avait disparu; et à l'aimant revenait bien le mérite du diagnostic et de l'extraction.

OBSERVATION 44

(Mac Keown, *Dubl. J. of med. Sc.*, 1876.) (Yvert.)

Robert B.., âgé de vingt-sept ans, ouvrier de Whitepark, vint à l'hôpital le 10 mars 1876. Il me raconta que la veille son œil droit avait été atteint par un petit éclat de ciseau. Je constatai une petite plaie à la périphérie de la cornée, et une petite perforation de l'iris au point correspondant. Il y a une opacité du cristallin dans son quart supérieur et interne, mais je ne pus déterminer s'il y avait quelque corps étranger. Le fond était nuageux. Le lendemain il y avait un peu d'hypopyon, mais l'humeur vitrée était plus claire. Le jour suivant je découvris un petit corps noir au-dessous et en dehors de la pupille, tout à fait rapproché de la rétine. Ses contours étaient brillants, mais le centre noir. Restait à savoir si cet aspect noirâtre avec contours brillants ne pouvait pas être attribué à une fente de la sclérotique, causée par le passage du corps étranger. Les bords, toutefois, étaient trop brillants pour être la conséquence du reflet de la sclérotique. L'examen à l'aide de la méthode parallactique semblait aussi indiquer que cette apparence résultait d'une légère saillie en avant de la rétine ; aussi avant de décider l'opération, je désirai m'assurer de la nature du corps étranger. Pour cela j'employai l'aimant. En conséquence pendant que je regardais ce petit corps à l'ophtalmoscope, un assistant approcha de l'œil un fort aimant, et le promena dans différentes directions. Un léger mouvement se produisit, ce qui résolut du coup la question de présence, de nature et de siège du corps étranger.

Ce cas était entouré des plus grandes difficultés : la particule métallique était petite, mince, elle changerait certainement de position et tomberait au contact des membranes du fond de l'œil ; le cristallin deviendrait presque certainement opaque et masquerait certainement le champ pupillaire. L'extraction du métal était hasardée, et, autant que je puis croire, sans précédent ; l'ouverture palpébrale était étroite, l'œil enfoncé et la difficulté d'opérer augmentée d'autant.

Le cas paraissait désespéré, si on l'abandonnait à lui-même, Pensant alors que probablement l'énucléation serait immédiatement indispensable, je me décidai à tenter l'extraction de la particule métallique, et, en cas d'insuccès, à recourir à cette première mesure radicale. Aussi, après m'être assuré l'assistance du Dr John Moore, je pratiquai l'opération.

Je fis au côté temporal de la sclérotique une incision d'environ trois lignes, aussi loin que possible du pourtour de la cornée et parallèle à ce dernier, le couteau dirigé en arrière à l'intérieur de l'humeur vitrée. L'action de tourner le globe de l'œil en dedans, pour faciliter la section, rendait l'éclairage du fond de cet organe très difficile ; et la nécessité de me servir d'une main pour tenir l'instrument extracteur, pendant que l'autre tenait l'ophtalmoscope, rendait impossible l'emploi de la lentille grossissante : je n'avais donc qu'une idée approximative de la situation du corps étranger grâce à mon examen antérieur et à la lumière diffuse qui reflétait sur ce dernier. Une pince aimantée fut introduite à plusieurs reprises et sans succès dans l'humeur vitrée ; à la fin cependant elle attira le corps étranger assez en avant pour que le Dr Moore et moi-même puissions le voir nettement attaché à la pince et entraîné par elle. Il se trouva qu'il était fixé à l'extrémité et en dehors d'un des mors de telle sorte qu'on ne put le saisir. Il paraissait dans ces conditions, gros et amplifié par la réfringence des milieux de la partie antérieure de l'œil et très brillant. Plusieurs fois de suite il fut enlevé de l'extrémité de la pince par les lèvres de la plaie scléroticale. Finalement je réussis à l'enlever avec la pointe de l'aiguille aimantée. En réalité, c'était une petite particule, d'environ deux lignes de longueur, à bords très irréguliers, comme je l'avais reconnu à l'ophtalmoscope. Il pesait 3/4 de grain. Le lendemain l'œil était très enflammé ; le pus augmenta dans la chambre antérieure ; la suppuration envahit consécutivement l'humeur vitrée, et j'énucléai le globe de l'œil.

Corps étrangers métalliques du corps vitré, extraits au moyen de l'aimant

(Dix de ces observations sont dans le texte.)

NUMÉROS D'ORDRE	AUTEURS	INDEX BIBLIOGRAPHIQUE	RÉSULTAT	ACUITÉ VISUELLE
1	J. Bjerrum	Bibliotek for Laeger, 1899, p. 269.	Guérison	Normale, sans aucune trace de lésion.
2	Hirschberg	10me Congrès de la Société allemande de chirurgie	—	Normale.
3	Dixon	Ophtalmic Hospital Reports, 1858, p. 280 . .	—	—
4	Mac Keown	The Brit. Med. Journal, août 1878.	—	—
5	Lloyd Owen	The Brit. Med. Journal, 1881, vol. I, p. 1001 .	—	—
6	Jameson Evans	The Lancet, août 1896, p. 536.	—	Normale avec + 2 D (18 jours après).
7	S. Snell	The Brit. Med. Journal, 1881, I, p. 843. . . .	—	Normale (5 mois après).
8	Laqueur	Centralbl. für Augenheilk., oct. 1888	—	Normale (2 mois après).
9	Mac Kenzie	Ophtalm. Hosp. Reports, 1897, p. 280	—	Normale (à date éloignée).

Corps étrangers métalliques du corps vitré, extraits au moyen de l'aimant *(Suite)*

(Dix de ces observations sont dans le texte.)

NUMÉROS D'ORDRE	AUTEURS	INDEX BIBLIOGRAPHIQUE	RÉSULTAT	ACUITÉ VISUELLE
10	HIRSCHBERG	Berl. klin. Wochenschr., nov. 1879, et Graefe's Archiv für Ophtalm., 1890, p. 54	Guérison	Normale (8 ans 1/2 après).
11	MAC KENZIE	Ophtalmic Hosp. Reports, 1897, p. 280 . . .	—	V = 1/2 (à date éloignée).
12	GALEZOWSKI	Bull. de la Société de Chirurgie, 10 août 1881	—	V = 1/2.
13	MAC KEOWN	The Brit. Med. Journal, juin 1894	—	V = 1/2.
14	HIRSCHBERG	Graefe's Arch. für Opht., oct. 1890, p. 55. . .	—	Avec + 2 1/2 lit les plus fins caractères de Snellen (6 ans après).
15	—	— — — p. 54. . .	—	Lit n° 3 de Snellen à 10 cm. (un an après).
16	JAMESON EWANS	The Lancet, août 1899, p. 536.	—	V = 1/2 avec + 1 D. (2 semaines après).

Corps étrangers métalliques du corps vitré, extraits au moyen de l'aimant *(Suite)*

(Dix de ces observations sont dans le texte.)

NUMÉROS D'ORDRE	AUTEURS	INDEX BIBLIOGRAPHIQUE	RÉSULTAT	ACUITÉ VISUELLE
17	J. Bjerrum	Bibliothek for Laeger, 1899, p. 369	Guérison	Bonne.
18	—	— — —	—	Bonne.
19	Fraenkel	Centr. für prakt. Aug., 1880, p. 37	—	V = 1/3.
20	Jameson Evans	The Lancet, août 1896, p. 536.	—	V = 1/3 (un mois après).
21	—	— —	—	V = 1/3 avec correction (un mois après).
22	Meyer	Soc. fr. d'Opht., 1885	—	V = 1/2.
23	Oppenheimer	The Med. Record, 1880.	—	V = 1/5.
24	Hirschberg	Graefe's Arch. für Opht., 28 oct. 1890	—	Lit Sn. XXX : 15' avec correction.

Corps étrangers métalliques du corps vitré, extraits au moyen de l'aimant *(Suite)*

(Dix de ces observations sont dans le texte.)

NUMÉROS D'ORDRE	AUTEURS	INDEX BIBLIOGRAPHIQUE	RÉSULTAT	ACUITÉ VISUELLE
25	GALEZOWSKI	Recueil d'opht., 1885, p. 602.	Guérison	Peut presque se conduire de cet œil (4 mois après).
26	JAMESON EVANS	The Lancet, août 1896, p. 536	—	Compte les doigts à 2 mètres.
27	MAC HARDY	The Brit. Med. Journal, 1881.	—	Bonne perception lumineuse.

VIII. — Corps étrangers métalliques de la rétine et de la choroide

C'est Galezowski (1) qui a le mérite d'être le premier à avoir extrait un corps étranger de la rétine à l'aide d'un électro-aimant avec conservation de l'acuité visuelle. Malheureusement cette opération ne donne pas toujours de bons résultats, soit parce que le traumatisme a produit des phénomènes inflammatoires graves, soit parce que le corps est solidement fixé par des exsudats fibrino-plastiques et le siège est mal déterminé. Mais si on détermine exactement le siège du corps étranger et si on emploie un électro-aimant puissant, comme celui de Haab, on peut obtenir de bons résultats, comme dans les autres parties de l'œil. Quelquefois le corps étranger s'enkyste dans la rétine et y reste des années sans produire ni troubles inflammatoires, ni troubles visuels, sauf un scotome du champ visuel correspondant au siège du corps. Hirschberg, Smith, Snell, Critchett, Lang, Priestley et beaucoup d'autres nous parlent de cas pareils. Si le corps étranger, avant d'arriver dans la rétine, passe par le cristallin, il produit la cataracte, qu'on n'aura qu'à extraire pour obtenir une bonne vue, avec des verres appropriés.

(1) *Bulletins et Mémoires de la Société de chir. de Paris*, 1881, p. 715.

OBSERVATION 45

(GALEZOWSKI, cité par YVERT.)

Blessure de la cornée, de l'iris et du cristallin par un éclat de fer qui s'est logé dans la rétine. Extraction au moyen d'une sonde en aimant. — Guérison.

M. L..., âgé de quarante et un ans, ajusteur mécanicien, demeurant à la Villette, avait reçu, en burinant, un éclat de fer dans l'œil gauche; sa vue se troubla immédiatement et il voyait tomber comme des gouttes d'huile devant l'œil.

21 mars 1881. — Il est venu me voir à la clinique et nous avons constaté une plaie au bord inférieur de l'iris. A l'examen ophtalmoscopique, on pouvait découvrir une bande opaque dans la partie inférieure du cristallin, occupant presque toutes les couches ; les deux tiers supérieurs étaient libres, transparents, de sorte qu'il était facile de reconnaître à l'image renversée un corps étranger noir, placé au bord d'un vaisseau, et qui était entouré d'une exsudation blanchâtre.

Cet examen fut fait à plusieurs reprises par moi, ainsi que par M M. Parent, Yvert, Chevalier et Despagnet. Nous avons prescrit l'instillation du collyre à l'atropine et l'application de cinq sangsues à la tempe. La nuit suivante, le malade avait beaucoup souffert, l'œil droit était devenu très rouge, surtout dans la partie équatoriale. Nous avons pris la décision, sur les conseils de M. Yvert, de pratiquer l'extraction du corps étranger, à l'aide d'une sonde aimantée, qui a été construite à cet effet par M. Collin.

23 mars. — Nous avons procédé à cette opération. Le malade ayant été couché sur le lit d'opération, nous avons écarté les paupières avec le blépharostat. Après avoir saisi l'œil avec une pince et attiré très fortement dans l'angle interne, j'ai marqué approximativement le point que devait occuper le corps étranger, à peu près à deux centimètres du bord de la cornée, et dans l'espace situé entre les muscles droit externe et droit supérieur. Avec le couteau de Graefe, j'ai fait une incision de 4 à 5 millimètres, d'avant en arrière, parallèlement aux muscles droits de l'œil. La plaie est devenue immédiatement béante et le corps vitré commençait à sortir au dehors, ainsi qu'une certaine quantité de sang choroïdien. J'ai introduit la sonde aimantée dans le corps vitré et je l'ai promenée autour de la plaie contre la rétine, mais le corps étranger n'est point sorti. Ma première tentative ayant échoué, j'ai engagé M. Yvert à renouveler les mêmes essais ; le résultat fut encore négatif. Croyant alors que le corps étranger était trop fortement fixé à la rétine, j'ai introduit une petite pince irienne dans la plaie et je l'ai promenée en appuyant doucement sur les parties de la rétine voisines de la plaie, puis j'ai réintroduit encore une fois la sonde aimantée dans la plaie ; cette fois j'ai eu la satisfaction de retirer la paillette de fer adhérente au bout de la sonde ; ce corps mesurait à peine 2 millimètres de diamètre, complètement lisse à la surface. Immédiatement après l'extraction de ce corps, j'ai réuni les deux bords de la plaie avec un point de suture et j'ai appliqué un bandage compressif.

Pendant les premières douze heures, le malade a beaucoup souffert, mais la nuit fut calme. Le lendemain la plaie était très injectée, la pupille dilatée par l'atropine et l'œil rouge et endolori. Dès le quatrième jour, les douleurs cessèrent complètement ; le sixième jour, la suture scléroticale est tombée toute seule ; et à partir de ce moment la rougeur du globe oculaire a commencé à diminuer rapidement.

En examinant le fond de l'œil, le neuvième jour, nous avons pu constater, avec les docteurs Yvert et Parent, qu'il existait un large épanchement sanguin dans le corps vitré, situé au voisinage de la rétine, et très probablement à l'endroit de la plaie.

9 avril. — L'épanchement a diminué beaucoup, la pupille paraît plus claire ; l'opacité du cristallin n'a point augmenté, le malade peut lire les caractères N° 12, ce qu'il ne pouvait pas faire avant l'opération. Toute trace d'inflammation a disparu et son œil peut être considéré comme guéri. Son champ visuel reste libre, excepté dans une portion assez limitée en dedans et en bas, où il existe un large scotome.

M. Galezowski a présenté ce malade à la Société de chirurgie de Paris et il fut le sujet d'une vive discussion. En 1885 (*Recueil d'ophtalmologie*, p. 671), M. Galezowski a annulé toutes les objections de la commission qui a été chargée d'examiner son cas, en publiant les détails complémentaires suivants :

M. L..., après l'extraction du corps étranger, ne souffrait plus, il continuait de se servir de son œil et avait repris son travail comme par le passé. Une fois tous les huit ou dix jours il venait me voir à ma clinique ; l'œil était toujours sain et ne présentait aucune trace d'irritation. Les milieux de l'œil étaient transparents, sauf la partie interne du cristallin, à l'endroit du passage du corps étranger, qui restait opaque et cette opacité s'étendait à travers la lentille, mais dans la partie assez éloignée de l'axe optique.

Le 20 septembre de la même année, le malade est venu se plaindre d'un trouble de la vue de l'œil blessé, qui s'est déclaré dit-il, depuis huit jours ; ce trouble a marché si rapidement que le jour de sa visite il voyait à peine à compter les doigts. En l'examinant, j'ai constaté que c'était la cataracte qui s'était développée, elle était en apparence demi molle, et presque complètement formée. Le champ visuel était conservé partout, excepté à la partie supéro-interne. J'ai proposé l'opération, le malade y a consenti, de sorte que le 29 novembre 1881 j'ai fait l'extraction de la cataracte par en haut.

L'opération a parfaitement réussi, l'œil a guéri, et le malade voyait, à la date du 11 février 1882, par conséquent trois mois après l'opération, le n° 1 de l'échelle avec le verre convexe de 15 dioptries associé au verre cylindrique de 2,25 dioptries, axe horizontal.

OBSERVATION 46 (résumée)

(THOMPSON, *The Lancet*, 24 octobre 1891, p. 926.)

Un fragment d'acier extrait, avec succès, de la rétine à l'aide de l'électro-aimant.

Le malade, D.-C. J..., forgeron, entre dans le service le 10 décembre. Le 8 décembre, il a reçu, en travaillant, un morceau d'acier dans l'œil gauche ; il y avait peu de douleur et presque pas de trouble visuel. Le lendemain, il y avait douleur et photophobie. A l'examen du malade (le 10 décembre) on constate une congestion générale et congestion ciliaire; la pupille est régulière, tension normale, vision = 20/120. On voit une petite plaie scléroticale du côté interne, juste sous la région ciliaire. L'œil droit est irrité, mais la vision = 20/40. L'œil gauche est douloureux et il y a de la photophobie. A l'examen ophtalmoscopique on trouve l'œil droit hyperémié. Dans l'œil gauche on trouve le cristallin transparent; dans le vitré, on voit des stries opaques, allant obliquement en haut et en arrière. En suivant ces stries on reconnaît le corps étranger, partiellement implanté dans la rétine et la choroïde dans la partie supérieure et externe du fond de l'œil, entouré d'une exsudation de lymphe. Le lendemain on prévient le malade qu'on lui fera l'énucléation, si l'extraction ne réussit pas. On rouvre la plaie d'entrée avec le couteau de Graefe et on introduit l'électro-aimant courbe à travers le vitré, suivant la marche probable du corps étranger. Le premier essai reste sans résultat, la seconde fois on pousse l'aimant plus profondément et on réussit à extraire le corps du délit. La petite portion du vitré qui passait par la plaie fut excisée. On fait un pansement antiseptique. La nuit fut bonne, plus de douleurs. Le lendemain, l'œil droit est normal ; l'œil gauche a une faible congestion conjonctivale, la congestion ciliaire avait disparu. La pupille dilatée, irrégulière. La plaie était en voie de cicatrisation, pas d'issue du corps vitré; peu de photophobie et le malade compte les doigts à six pieds. Lavage, atropine et pansement. La vision s'améliorait de jour en jour; aucun symptôme inquiétant.

8 décembre. — La vision = 20/70, tension normale; pas de douleur ni photophobie. Au moment de son départ (le 23 décembre) à l'ophtalmoscope en constate : légères opacités du vitré et une strie marquant le passage du corps étranger et de l'aimant et un léger astigmatisme. On revoit le malade le 23 janvier, il a recommencé son travail et n'avait pas souffert. L'acuité visuelle de l'œil droit = 20/30, de l'œil gauche = 20/40; il lit le Jaeger 4 de l'œil gauche et le Jaeger 1 de l'œil droit. A l'ophtalmoscope on constate que l'opacité du corps vitré a presque disparu. A l'endroit où le corps étranger était fixé on voit une plaque blanche d'atrophie de la rétine et quelques filaments partant de cet endroit et se dirigeant en avant. Le champ visuel de l'œil droit est normal; celui de l'œil gauche a un rétrécissement en bas et en dehors, correspondant à la plaque d'atrophie et comprenant environ la huitième partie du champ visuel.

Le fragment, brillant et propre, pesait 0 gr. 0096.

OBSERVATION 47 (Traduction)

(Siméon Snell, *Brit. med. Journal,* 11 février 1899, p. 335.)

Un éclat d'acier de la rétine enlevé par l'électro-aimant ; résultat : V = 6/5.

Le 5 novembre 1898, M. H.-B. M..., âgé de vingt-deux ans, me consultait pour une blessure de son œil droit. Le 24 octobre, frappant un lingot avec un marteau, un éclat lui blessa l'œil droit. Il ne sait pas si l'éclat provenait du lingot ou du marteau. A ce moment il sentit un petit choc dans l'œil et chercha une aide médicale; plus tard il fut envoyé vers moi.

L'examen au moment de cette visite, le 2 novembre, révélait une petite plaie linéaire à la périphérie de la cornée, à son bord externe, correspondant à peu près au centre de la fente palpébrale. Sous cette cicatrice cornéenne il y avait une petite ouverture de l'iris, à la périphérie, qui nous a fait penser que le corps étranger avait probablement pénétré dans le globe. Vision = 6/6. Les milieux étaient transparents, mais dans le fond de l'œil, vers la périphérie du côté externe, juste au-dessus de la ligne médiane, on remarquait un petit épanchement blanchâtre, de diamètre à peu près deux fois plus grand que celui du disque optique. En un point on remarquait quelque chose ressemblant à l'éclat que nous donnent les corps métalliques implantés dans la rétine, mais c'était incertain. La situation de l'épanchement correspondait exactement à la direction qu'un corps étranger aurait pris, s'il passait par le chemin indiqué par la cicatrice cornéenne et la plaie de l'iris.

La gravité du cas fut expliquée au malade et à ses parents. On obtint le consentement pour un essai d'extraction du corps étranger avec un électro-aimant et l'opération fut pratiquée le 9 novembre. L'endroit choisi pour l'incision de la sclérotique et pour l'introduction de l'électro-aimant fut entre le droit externe et le droit inférieur ; en effet, l'endroit un peu en dehors du dernier, paraissait le plus favorable pour introduire la pointe de l'électro-aimant et arriver plus vite jusqu'au corps étranger. On a instillé de la cocaïne et incisé la conjonctive à l'endroit choisi pour la section de la sclérotique, en arrière vers l'équateur. Après avoir détergé le sang on a incisé la sclérotique et introduit la pointe de l'électro-aimant qu'on a poussé vers le siège du corps étranger. Une seconde introduction fut nécessaire et ce n'est qu'alors qu'on a pu extraire le morceau d'acier qui pesait 0 gr. 16. Une de ses surfaces était recouverte d'une substance blanche, ce qui démontrait, si une preuve de plus était nécessaire, qu'il était logé comme on l'a diagnostiqué, une face étant dans la rétine, et l'autre recouverte par l'épanchement.

La guérison fut ininterrompue. Le 10 décembre on trouve qu'il y a encore un point blanchâtre à l'endroit où était implanté le corps étranger ; au voisinage on voit un dépôt de pigment. La vision = 6/5, et on n'a qu'un petit rétrécissement du champ visuel du côté temporal, ce qui montre combien complète fut la restauration de la vision.

CONCLUSIONS

I. — Dans les cas où un corps étranger métallique (fer ou acier) s'est fixé dans les membranes de l'œil ou a pénétré à l'intérieur, ou même s'est fixé dans la rétine et la choroïde, l'extraction à l'aide de l'électro-aimant est un moyen supérieur à tous les autres ; souvent c'est même l'unique moyen qui peut donner de bons résultats.

II.— Le petit électro-aimant de Hirschberg est commode et souvent suffisant ; mais lorsqu'une grande force d'attraction est nécessaire, comme dans les cas de corps étrangers à l'intérieur de l'œil, on se servira du grand électro-aimant de Haab.

III. — La première condition de succès est d'agir vite, le plus tôt possible après l'accident, pour éviter ou arrêter les complications inflammatoires ou infectieuses ; mais on a obtenu de bons résultats même pendant une forte réaction inflammatoire.

IV. — Le diagnostic et la localisation précise du corps étranger, surtout s'il est à l'intérieur de l'œil, sont de première importance. On se servira de l'électro-aimant, du campimètre, du magnétomètre de Gérard et des rayons X.

V. — On extrait le corps étranger soit par la plaie de pénétration, si elle n'est pas encore cicatrisée et si le trajet à parcourir n'est pas trop long ; soit par une incision cornéenne ou scléroticale méridienne, le plus près possible du siège du corps.

VI. — La méthode est utile dans tous les cas, sauf trois : 1° le corps étranger, étant trop volumineux, a produit des désordres irréparables ; 2° le corps étranger étant septique et l'intervention tardive, l'œil se trouve en suppuration et on craint l'ophtalmie sympathique ; 3° le corps étranger, ayant perforé le globe oculaire de part en part, s'est logé dans l'orbite.

BIBLIOGRAPHIE

A. D. — Observations de médecine et de chirurgie, publiées par S. Wiches, 1745, vol. I, p. 114.

ALEXANDER. — *Hirschberg's Centralblatt für Augenheilkunde*, nov. 1881.

AMMUNDSEN. — *Hospital Tidende*, 1884.

ANDRY et THOURET. — Histoire de la Société royale de médecine, 1779, p. 531.

ASMUS. — Das Siderescope und sein Anwendung, Wiesbaden, 1898.

BAUDON. — *Revue clinique d'oculistique*, 1884, p. 197.

BEGUE. — *Bulletin des Quinze-Vingts*, 1885, n° 3.

BERGER. — Rapport à la Société de chirurgie de Paris, 10 août 1881.

BIRNBACHER. — *Central. für praktische Augenheilkunde*, 1875.

BRONNER et APPLEYARD. — *British medical Journal*, 1881, I, p. 595.

BURGL. — *Berliner klinische Wochenschrift*, 1880, n° 54, et *Revue des sciences médicales d'Hayem*, 1881.

BURCK. — *Annal. of ophtalm. and otol.*, 1893.

CHISALM. — *Trans. of Faculty of Maryland*, 1884.

DEUTSCHMANN. — *Deutschmann's Beitrag*, XIII, 1894.

DICKMANN. — Sur l'heureux emploi de l'électro-aimant dans l'extraction des débris de fer dans l'intérieur du globe, thèse Munich, 1884.

DIXON. — *Ophtalm. Hosp. Reports*, 1858, p. 282.

DUBUS. — Emploi de l'électro-aimant dans la chirurgie oculaire, thèse Paris, 1888.

DUFOUR. — *Revue médicale de la Suisse romande*, 1885 et 1887.

DUJARDIN. — *Journal des Sciences médicales* de Lille, 1885, n° 1.

FABRICII HILDANI. — Observationum et curationum chirurgicarum centuria quinta, obser. 21, Francof, 1627.

FERRI. — *Annali di Ottalm.* XX, 1892.

FRAENKEL. — *Centralbl. für praktische Augenheilkunde*, 1880, p. 37, et 1883, p. 493.

FROHLICH. — *Klinische Monatsbl. für Augenheilkunde*, 1881 et 1885.

GALEZOWSKI. — *France Médicale*, 1885, n° 19 ; *Recueil d'ophtalmologie*, 1885 ; Bulletins et Mémoires de la Société de chirurgie de Paris, avril 1881.

GALLEMAERTZ. — *Société française d'ophtalmologie*, 1894.

GUÉRIN. — Traité des maladies des yeux, Lyon, 1769.

GRUBER. — *Graefe's Archiv*, 1894, XXX, 2, p. 154.

GROSSMANN. — *British medical Journal*, janvier 1898.

GRUENING. — *New-York med. Record*, 1880, p. 651 et *New-York med. Journal*, 1880, p. 484.

GUNSBOURG. — *Arch. d'ophtalmologie*, 1899, p. 43.

HAAB. — *Société ophtalm. de Heidelberg*, 7 août 1892.

— *Deutschmann's Beitrag*, XIII, p. 68, 1894.

HILLGRIFFIN. — *Ophtalmic Review*, juillet 1882.

HILDEBRAND. — *Archiv für Augenheilkunde*, XXXVIII, p. 278, 1891.

HIMLY. — Die Krankheiten und Missbildungen des Auges, Berlin, 1842, II, p. 95.

HIRSCHBERG. — *Berliner klinische Wochenschrift*, 1883, n° 5 ; Der Electromagnet in des Augenheilkunde, Leipzig, 1885 ; *Berl. klin. Woch.*, 1879, n° 46 ; nov. 1898, p. 1013 ; *Deutsche med. Woch.*, 1897, n° 31.

HIRSCHBERG. — *Centralbl. für Augenheilkunde*, 1898, p. 23.

HIRSCHBERG. — *Annales de la Société méd. de Gand*, 1881.

— *Revue des Sciences méd. d'Hayem*, 1880, p. 663.

— *Graefe's Archiv*, XXXVI, 3, 1890 ; *Centralbl. für Augenheilkunde*, 1891, nov. ; *Revue de chirurgie*, 1881, p. 755.

— *Graefe's Archiv*, XXII, 3, p. 146.

HOLT. — *Société ophtalmol. américaine*, 1893.

HOWE. — *Buffalo med. and surg. Journal*, 1883.

HUBBEL. — *Ophtalmol. Record*, 1893 ; *Association médicale de New-York*, novembre 1892.

HURZELER. — *Deutschmann's Beitrag*, 1894, XVI.

JAMESON EVANS. — *The Lancet*, 1896, p. 536.

JAMES MINOW. — *American ophtalmological Society*, 1885.

J. BJERRUM. — Bibliothek for Læger, 1899, p. 369.

JANI. — *Deutsche medicinische Wochenschrift*, n° 52, 1852.

JOHNSON. — *American Journal of ophtalm.*, sept. 1893.

JEFFRIES. — *Boston med. and surg. Journal*, décembre 1880.

— *British med. Journal*, 1881, I, p. 149.

KLEM. — Clinique du Dr Jani à Breslau, 1883.

KERCKRINGII. — Spicilegium anatomicum, observ. 44, Amsterdam, 1670.

KNAPP. — *Archiv für Augenheilkunde*, VIII et X, 1880 ; *American ophtalm. Society*, juillet 1885 ; *Archiv. of ophtalm.* de Knapp et Moos, 1878, p. 330.

KNIES. — *Klin. Monatsblatt für Augenheilkunde*, janv. 1881.

KRUCKOW. — *Westnik ophtalmologii*, nov. et déc. 1884.

LAPERSONNE. — *Compte rendu de la clinique ophtalm. de Lille*, 1890.

LAQUEUR. — *Centralbl. für prakt. Augenheilkunde*, oct. 1888.

LEBER. — *Archiv für Ophtalmologie*, 1884, XXX, I, p. 243.

LINDE (Max). — *Centralblatt für Augenheilkunde*, 1898, septembre.

LLOYD OWEN. — *Brit. Medical Journal*, 1881, I, p. 1001.

LOWSON. — *The Lancet*, 27 mars 1875.

MAGAWLY. — *Centrablatt für Augentheilkunde*, 1883, p. 318.

Mac Hardy. — *Brit. Med. Journal*, 13 avril 1868; 1881, mai et mars. *Boston med. and surg. Journal*, 1881; *Transactions of the clinical Society*, IX, 1881.

Mac Keown. — *The Dublin Journal of Med. Sciences*, 1876, septembre; *Brit. Med. Journal*, mai 1878; juin 1874; *The Lancet*, août 1878; *Dublin Journ. of med. Sc.*, 1875.

Mac Kensie. — *Ophtalmic Hospital Reports*, 1897, p. 280.

Meyer. — *Société française d'ophtalmologie*, 1885; *Recueil d'ophtalmologie*, 1885, p. 157; *Annales d'ocul.*, 1892, p. 189.

Mellinger. — Des extractions au moyen de l'électro-aimant à la clinique ophtalmologique de Bâle. Thèse, 1887.

Meighan (Spence). — *Glascow med. Journal*, juin 1891.

Morgagni. — De Sidibus et causis morborum, epistola 13, art. 21, 22; Bataviæ, 1765.

Mules. — *Brit. med. Journal*, 23 août 1884.

Neese. — *Archiv für Augenheilkunde*, 1888, p. 20, et 1889.

Nettleship. — *Société Ophtalmol. du Royaume-Uni*, 1885.

Oppenheimer. — *Medical Record*, 1880.

Pansier. — Électrothérapie oculaire, 1896.

Pagenstecher. — *Archiv für Augenheilkunde*, 1881.

Pfluger. — *Klinische Monatsbl. de Zehender*, 1888.

Pierd'Houy. — *Gazzetta delli hospitali*, 1885.

Pooley. — *Archiv für Augenheilkunde*, 1880.

Dower. — *Saint-Barth. Hospital Report*, vol. XI, p. 181 et vol. X, p. 155.

Sachs. — *Klin. Monatschrift für Augenheil.*, 1887; *Wiener klinische Wochenschrift*, 27 octobre 1897.

Samelsohn. — *Berl. klin. Wochenschrift*, 1880, n° 44, p. 629.

Saint-John. — *Transact. of the american ophtalmic Society*, 1882.

Schiess-Gemussens. — *Zehender's Monats. für Augenheilkunde*, 20 décembre 1881; *Jahresbericht Correspondenzblatt für Schweizer Aerzte*, 1880, p. 712.

Snell. — *Brit. med. Journal*, 17 juillet 1880; 1881, I, p. 843; mai 1885; février 1899, p. 336.

SNELL. — The electromagnet and its employment in ophtalmic surgery, London, 1883; *Ophtalm. Society's Transac.*, 1886, p. 407 ; *Glascow med. Journal*, 1891 avril et juin ; *The Lancet*, décembre 1891.

SULZER. — Congrès international de Rome, 1894.

STOKER. — Silloges. med. arcanor. Tubingæ, 1663, p. 563.

THÉOBALD. — *American Journal of ophtalm.*, mai 1892.

THOMPSON. — *The Lancet*, 24 octobre 1891.

VOLTALINI. — *Deutsche medicinische Wochenschrift*, 1883, n° 20.

WHITE-COOPER. — *The Lancet*, L, p. 388, 1859.

WEISS. — *Klinische Monatsblatt für prakt. Augenheilkunde*, 1883.

WERRY. — *Brit. med. Journal*, 6 janvier 1883.

WOLFE. — *Brit. med. Journal*, 7 février 1880.

WOOD. — *American Journal of ophtalm.*, 1891.

YVERT. — *Recueil d'ophtalmologie*, septembre 1882.

— Traité pratique et clinique des blessures du globe de l'œil, Paris, 1880.

ZAHL. — Sur l'utilité de l'emploi du magnétisme pour l'extraction des particules de fer du globe de l'œil, thèse, Greifswald, 1883.

ZANDER et GEISSLER. — Monographie über Verletzungen des Auges, 1864, p. 213.

ZIEMINSKI. — Prezk lekarski, 1893.

TABLE DES MATIÈRES

Lyon. — Imprimerie A. Storck et Cie, rue de la Méditerranée, 8.

www.ingramcontent.com/pod-product-compliance
Lightning Source LLC
LaVergne TN
LVHW021518140926
848035LV00047B/1115
* 9 7 8 2 0 1 9 6 5 2 2 3 4 *